顺时运中调气手诊手疗

主　编

程亚伟　郭仁裕　程亚博

主　审

蔡　敏

上海科学技术出版社

内 容 提 要

手诊是在中医学基础理论的指导下运用中医学诊断方法,通过观察手掌的色泽、脉络、肌肉、温度、手形、动态、指甲等,按照中医学脏腑、经络、气血理论得出相应的临床诊断,并参合其他诊法进行疾病诊断的一种中医辅助诊法。它是一种独特的诊病方法和辨证手段。

人是一个有机的整体,一般身体某处感到不适时,手上就会找到相应的反应点,通过对手部反应点的刺激,能够起到一定的保健和治疗作用,即手部疗法。

本书分析了当下手诊手疗的最新研究进展,以及顺时运中调气法与手诊手疗的关系;从中医五脏的角度分别探讨各脏器疾病的手诊手疗,突出运用顺时运中调气中医治未病学术思想整体调治疾病的思路和方法。

本书可供中医临床医师、中医院校在校学生及中医爱好者参考阅读。

图书在版编目(CIP)数据

顺时运中调气手诊手疗 / 程亚伟,郭仁裕,程亚博主编. -- 上海 : 上海科学技术出版社, 2024.6
ISBN 978-7-5478-6586-6

Ⅰ.①顺… Ⅱ.①程… ②郭… ③程… Ⅲ.①理气②掌纹-望诊(中医)③手-按摩疗法(中医) Ⅳ.①R242②R241.29③R244.1

中国国家版本馆CIP数据核字(2024)第067286号

顺时运中调气手诊手疗
主编 程亚伟 郭仁裕 程亚博
主审 蔡 敏

上海世纪出版(集团)有限公司
上海科学技术出版社 出版、发行
(上海市闵行区号景路 159 弄 A 座 9F - 10F)
邮政编码 201101　www.sstp.cn
上海新华印刷有限公司印刷
开本 787×1092　1/16　印张 6.25
字数 120 千字
2024 年 6 月第 1 版　2024 年 6 月第 1 次印刷
ISBN 978 - 7 - 5478 - 6586 - 6/R·2990
定价:58.00 元

编委会名单

（排名不分先后）

主　编	程亚伟	郭仁裕	程亚博	
副主编	丁　一	唐允婷	吴小翠	金　妍
	刘广洲	张　扬		
编　委	陈　磊	王丽娟	冯婉思	王琳琪
	徐婷婷	姚宇剑	吴小文	黄家彦
	郑蓉婵	黄美羚	吴　胜	李　阳
	马玉刚	黄宗文	孟庆雯	武　素
	倪雅丽			
主　审	蔡　敏			

前　言

- ❧ -

　　手诊手疗，是我国传统医学的宝贵遗产，是我国广大劳动人民和历代医学家在与疾病长期斗争的医疗实践中，通过反复摸索、验证、总结所创立的一种独特的诊疗方法。这种方法简单直观、经济实用、易于普及，能早期诊断疾病，使疾病得到及时治疗，将疾病消灭在萌芽状态。

　　手诊手疗是以中医学理论为基础，通过手部的经络与全身脏腑、组织、器官相联系而进行的。同时，根据生物全息规律原理，手部各反射区反映了人体各器官的相应信息。也就是说，全身的脏腑、组织、器官，在手部都有其相对应的部位。当人体脏腑、组织、器官出现了病变时，疾病的信息就会从手部反映出来。对手部的反射区或穴位进行按摩刺激，就能获得治疗信息，继而通过经络的传递，调动和激发机体的免疫力和自我修复能力，调节脏腑、组织、器官的生理功能，使人体得以康复。

　　手诊手疗是运用物理方式（手或按摩器具）刺激双手反射区，调节人体各脏腑、组织、器官的生理功能，系无放射、无创伤的自然疗法，具备简单、直观、易学、易掌握、易操作，无毒副作用，不受时间、地点、环境、设备等条件限制的特点，适合各阶层人士广泛采用。因此，该法已日益受到人们的欢迎，被誉为不花钱的"家庭小妙招"。

　　《素问·四气调神大论》说："圣人不治已病治未病，不治已乱治未乱，此之谓也。夫病已成而后药之，乱已成而后治之，譬犹渴而穿井，斗而铸锥，不亦晚乎？""治未病"思想是指采取预防或治疗手段，防止疾病发生、发展的思想，是中医学的一大特色和优势。随着中医"治未病"思想的不断推广和发展，越来越多的人已开始认识到了该思想的重要性。

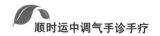
中医"治未病"思想主要包括"未病先防""既病防变"和"瘥后防复"三个方面。笔者学术团队创新提出"顺时运中调气"中医治未病整体调治的学术观点，以该观点为指导，运用体质理论与方法，综合中医内、外治法及预防方法，从而阻止疾病加重或恶化，达到预防或治疗目的。手诊手疗恰恰具备简便易学、经济实用、不受限制、见效快、无副作用，且适合各类人员应用的特点，是自我保健中较理想的一种疗法，能让人们在早期发现疾病，及时治疗疾病，尽早获得康复，符合中医治未病理念。

中医治未病理论的临床应用与实践，是一门正在建设和发展的中医药学科，其将传统药学、现代医学和临床医学在理论与实践上进行有机融合，疗效颇佳，日益受到当今亚健康状态及慢性病患者的欢迎，而手诊手疗的纳入，对于提高中医药预防和治疗疾病的临床疗效，推动世界医学的新发展，必将产生独特的贡献和极其重要的学科意义。希冀有更多的临床医生投入到中医治未病领域和手诊手疗的研究中来！

编者

2023 年 10 月

目　　录

第一章
手诊手疗的基本理论

第一节　手诊基本理论

一、手诊概念

中医学认为，手掌能折射出一个人的身体状况。从生物全息学角度出发，手的各个反射区对应着不同的组织结构。在一定程度上，我们可以把双手看作人的生长记录簿。通过"记录簿"，可以对人体器官的状况进行检查和分析，从而对身体状况和健康状况做出准确、及时的判断。

"手诊"一词可见于1991年刘剑锋编写的《观手知病——气色形态手诊法精要》，但观手诊病的概念古已有之，流传甚久。中医手诊指的是医生通过视觉和触觉，通过对手掌和手背的颜色、纹理、形状、运动、肌肉及指甲的形状和颜色，以及切手的温度等，来判断人体的健康状况和病情。目前，从广义上讲，手诊指的是通过对手部特定部位的色泽、形态等的改变，来判断人体是否患病。《灵枢·本脏》记载"有诸内，必形诸外""视其外应，以知其内脏，则知所病矣"，手诊诊法就是"司外揣内"思维的应用。

中医手诊法有三千余年历史，古代医家在对手纹进行了长时间的观测后，从中找到了病症和纹理之间的规律。手诊渗入于中医基础理论，通过对手掌、手背的有关资料进行分析，可进一步充实和完善中医辨证论治的内涵，是一种颇具特色的中医诊疗手段。早在《周礼》中，就有以色诊判断疾病预后的记载，"以五气、五声、五色，眡其生死"，这是关于色诊的起源记载。而后，奠定了中

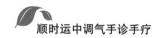
医学基础理论的《黄帝内经》更是有关于手诊的丰富记载。《灵枢·经脉》曰："胃中寒,手鱼之络多青矣。胃中有热,鱼际络赤;其暴黑者,留久痹也。"

在中医学看来,人的身体是一个有机的整体,体内的脏腑、气血、经络等的生理运动和病理改变,都会有一些外在的症状,机体的改变也会体现在某个部位,而局部的疾病也会导致整个机体的反应。1973 年,山东大学生物学系张颖清首先发现了第二掌骨桡侧有与人体器官部位相对应的穴位点,并认为手的指掌包含了整个身体的健康信息。若人体的某个部分或某个脏器有病变,则在该腧穴上也会有相应的疼痛反应或其他异常的病理、生理反应,从而据此达到诊断的目的。

二、手诊的历史发展

(一)先秦时代是手诊的奠基阶段

我国第一部医学典籍《黄帝内经》成书于战国时期,奠定了中医学的基础,确立了望诊的理论源头地位,也建立了丰富而完善的色诊理论体系,为后世形成手诊观五色主病理论建立了框架。手诊理论主要源于望诊,脏腑、经络、气血的盛衰病变,都会在手部有所反映。如《灵枢·论疾诊尺》说:"掌中热者,腹中热;掌中寒者,腹中寒。"可见,脏腑病变可反映于手;手部三阴、三阳经连通手部与人体内外,如"手之三阴,从脏走手;手之三阳,从手走头";察手掌之厚薄,可知脏气之盛衰,察其润燥,可知津液之盈亏。《素问·五脏生成》言"掌受血则能握,指受血则能摄",说明手的某些功能反映机体的气血变化。《难经》对望诊的传承在《黄帝内经》的基础上又有所发展,重视内外相印的对应关系,对后世手诊的脏腑理论产生了深远影响。

(二)汉晋隋唐时代是手诊的发展阶段

东汉张仲景《伤寒杂病论》将四诊理论运用到临床辨证中。很多条文涉及手足按诊,如"伤寒脉浮而缓,手足自温者,是为系在太阴","下利后脉绝,手足厥冷,晬时脉还,手足温者生,脉不还者死",进一步拓展了触手寒温辨证疾病的范畴。名医华佗在《中藏经》设有"察声色形证决死法"专篇,提出了临证望诊的要点,并具体对手诊的预后做了论述,如"爪甲青黑者死"等。

晋唐时期是大规模整理古典医籍的时代,很多医家结合自己的经验提出了不少独到见解,充实了中医手诊的内容。王叔和《脉经》将"察色"单独论述,其中有论述手部颜色决定预后顺逆;皇甫谧《针灸甲乙经》将"五色"置于首卷。唐代医家孙思邈《千金翼方》强调色脉并重,《诸病源候论》《外台秘要》均有论述。王超在《仙人水镜图诀》中首提望小儿示指络脉诊病法,为解决小儿问诊、切诊困难的局面,开辟了新的道路。

(三)宋元明清时代是手诊的提高阶段

宋金元时代,受社会变革的影响,医学理论得到了丰富和发展。《河洛理数》中记述了手掌先后天八卦图及其运用。宋慈所著第一部法医学著作《洗冤集录》中记载了指纹诊法,其应用范围也随着法医学的进步而得到拓宽。金元四大家均对望诊多有补充发挥,极大地丰富和发展了手诊。朱震亨在《丹溪心法》中提出:"欲知其内者,当以观乎外;诊于外者,斯以知其内。盖有诸内者,必行诸外。"可以通过外在表象测知内脏器官的病变情况,进一步阐述了手诊与脏腑的联系。

明清时期,随着望诊理论体系的成熟,有关儿科手诊的文献资料也达到一个高峰。杨继洲《针灸大成》中小儿推拿部分附有阴阳两掌图。陈复正在专著《幼幼集成》中将钱乙提出小儿虎口三关指纹辨证之法进一步发挥完善,另外《小儿推拿广意》中有很多的相关论述。清代诊断学得以发展的标志是出现了几本诊断专著,如明末清初的蒋示吉《望色启微》从望诊角度整理《黄帝内经》,对望诊理论进行分类,对手诊理论心得有一定发挥。其中,望色诊病发展的高峰标志,是汪宏的《望诊遵经》,这是我国现存最早的望诊专著,该书收录了历代有关望诊的资料,根据"有诸外必行之诸内"的理论,阐明了气色与病症的关系,通过气色的变化以诊断疾病的表里、虚实、寒热,以及病情预后等,其内容精练,书中也对手诊做了系统论述。之后周学海《形色外诊简摩》对望诊又一次全面总结,这一时期,林之翰的四诊综合性专著《四诊抉微》在望诊部分详论神气、形色、颜面、五官、爪甲等多种形色变化,并附有小儿指纹特殊诊察方法。这些宝贵的文献资料都为手诊的研究提供了丰富的文化遗产。

(四)近现代是手诊的研究高潮阶段

随着时代的进步,手诊得到全新发展,尤其近二三十年来,手诊及其在临床诊断上的价值更引起中西医临床医师的关注,一致认为手诊能客观显现机体的健康状况、疾病的性质和确定病变部位。有关手诊的著作也日趋增多,其丰富内容,可供研究手诊参考。如 1987 年,福建科学技术出版社出版了由林朗晖编著的《手纹与健康》一书;1992 年,华龄出版社出版了刘剑锋编写的《手诊》一书;1997 年,北京科学技术出版社出版了王大有编纂的《掌纹诊病实用图

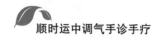

谱》一书；1997年，中国友谊出版公司出版了由漆浩主编的《中国神奇手疗大全》一书；1998年，天津科学技术出版社出版了由杨旭等编著的《形色手诊》一书；1999年，陕西人民出版社出版了由赵明理编写的《实用掌纹诊病技术》一书；2000年，广西科学技术出版社出版了由王晨霞编写的《现代掌纹诊病图谱》一书等，真可谓出现"百花齐放、百家争鸣"的繁盛局面。另外，在对手诊的诊断客观化方面也进行了系统研究，如对手的温度、干湿度及色泽等方面的正常与病理变化研究。随着将现代科学仪器应用于手诊，临床也开展了多种方法对手诊进行研究，现代科学技术的应用加快了整理和研究进展，微观揭示了手象实质的临床意义，可以预料这将为手诊研究提供更加可靠的客观数据。

三、蔡氏青筋手诊求索

蔡洪光是一位从遗传学转向中医学的传奇人物，先后毕业于华南农业大学及广州中医药大学。他成立了全国第一个经络点穴专业委员会，并担任会长。30多年的中医经络临床与教学经验，使他在研究人体经络、健康养生文化方面取得卓越成就。他利用所掌握的经络全息手诊、面诊、舌诊、脉诊、腹诊等独到知识与见解，先后编著了《实用经络点穴疗法》《观手知健康——经络全息手诊》等实用中医经络系列丛书，面向全国出版发行，受到社会各界的广泛赞誉与好评。

蔡洪光的著作《观手知健康——经络全息手诊》，从经络全息的角度，全面介绍了握手、观手指（指形）、指甲、半月痕、青筋、"三斑"（黑斑、白斑、血痣）、掌纹、手掌气血等，通过手掌了解健康状态以及预知各种变化，用以趋吉避凶，提前做好预防、保健，以防治疾病。

蔡氏通过观青筋来了解人体的情况。他认为，静脉血管是血液经过微循环后回流的一个通道。青筋凸起，说明血液回流受阻，压力增高，表现为曲张、凸起、扭曲，最后变色。这说明人体内的瘀血、湿浊、热毒、积滞等病理产物不能排出体外，这是人体内病理产物堆积的表现。例如，数日未排便的患者青筋容易凸起，如令患者排便正常，青筋凸起则消失。经络通则不痛，痛则不通。如果在血脉里过量的胆固醇、血脂等堆积，容易引起心脑血管疾病；如果在经络中出现堆积，一般是痰、湿、瘀、毒的沉积，容易造成痛症、炎症、肿瘤。《黄帝内经》中有"经脉者，所以能决死生，处百病，调虚实，不可不通"。

（一）体内病理产物积滞的表现

（1）排便困难，大便色黑，黏稠，排便时间长。

（2）胃纳差，口干涩，舌苔厚。

（3）疲劳乏力，反复感冒。

（4）气短乏力，精神欠佳，头脑昏沉，失眠梦多。

（5）按摩、拔罐、拍打、刮痧容易出现痧斑点块。

（6）容易皮肤过敏，皮肤色素沉着，见老年斑、雀斑、黄褐斑、白斑、血痣。

（7）食凉觉寒，食热觉热，冬天畏寒，夏天畏热，虚不受补。

（8）长期劳心劳力，精神压力大，精神抑郁，睡眠不足。

（二）病理产物的性质

（1）痰：见结节、脂肪瘤，古人云"胖人多痰"。

（2）湿：见四肢肿胀，疲劳乏力。

（3）瘀：见痛症。

（4）热：见上火症状，烦躁，有炎症。

（5）毒：可见肿瘤。

（三）青筋的形态和颜色

（1）形态：表示积滞的程度。青筋或直或弯。仅有青筋，提示症状较轻；青筋凸起，提示中等程度；青筋扭曲，提示症状较重。

（2）颜色：表示邪毒的程度。青色，提示感邪较轻；紫色，提示中等程度；黑色，提示感邪较重。

如果青筋凸起、扭曲，伴暗紫色，说明即将出现病症。不同的部位对应其反映的脏器有问题，要高度重视。如青筋在手拇指下方大鱼际处，说明心脏有问题，提示冠心病等心脏疾病；如果在中指，提示脑病；如果发现手腕处有青筋凸起且扭曲，只要身体稍有不适应立即就诊。

（四）青筋的分布

1. 手背青筋　提示腰背部有积滞，容易导致腰肌劳损，疲劳乏力，常见腰酸背痛，凸起越严重，则腰背病症越严重。

2. 手指青筋　指节代表人体的横结肠，青筋发于小孩提示肠胃积滞、消化不良；发于成人反映了头部血管微循环障碍，脑血管供血不足，头部不适，严重者头晕头痛、中风。如青筋在指根关节处，说明脑部异常。成人中指指掌关节横纹有青筋凸起、扭曲、紫黑，提示脑动脉硬化；示指指掌横纹有青筋,提示容易患左侧肩周炎;小指指掌横纹有青筋,提示容易患右侧肩周炎;拇指指掌关节横纹有青筋凸起、扭曲,提示心脏冠状动脉硬化,见紫黑,提示冠心病发作。环指指掌横纹青筋发于小孩,提示积滞;发于成人,提示内分泌失调。

3. **手掌青筋** 拇指下方大鱼际有青筋,往往提示腰腿痛和下肢风湿关节痛。腕横纹有青筋所过,提示泌尿生殖系统疾病,可见妇科疾病,如月经不调、带下病等。内关穴是心包经所循行之处,对神志影响较大,内关处有青筋,往往提示心脏疾病,如心肌劳损,可见心烦、胸闷、心悸、失眠、多梦等。青筋在内关的分布也有重要提示作用,青筋越靠近内关穴,则越早发生心脏方面的症状,青筋越凸起、扭曲、紫黑,则心脏疾病症状越严重,甚至预示心脏将要发生重疾。地纹(俗称生命线)内侧有青筋,多见于肝胆疾病,易口苦、口干、烦躁、胸闷等;虎口地纹起端有青筋,女性多见于月经前后乳房胀痛。手掌青筋,甚至浅显到手指节间都能见到,提示肠道有积滞宿便,其人多患有习惯性便秘或静脉瘤、痔疮等。手掌到处可见青紫色的青筋,提示肠胃积滞、血脂高、血液黏稠度高、血压高、血液酸性指标高,含氧量低,容易出现头晕、头痛、疲倦乏力、身体虚弱等。

除手部青筋对手诊的意义重大外,蔡氏认为头部、胸部、腹部、小腿、膝盖处青筋的意义也可供参考,举例如下。

4. **头部青筋**

(1)太阳穴有青筋凸起,往往提示头晕头痛,凸起处即患侧,太阳穴青筋凸起扭曲,提示脑动脉硬化,呈紫黑色时,则容易中风。

(2)额头有青筋,表示长期劳心劳力、紧张、压力大。

(3)鼻梁青筋多见于小孩,提示肠胃积滞,易胃痛腹胀、消化不良、大便不利,呈紫色时较严重。"青筋过鼻梁,无事哭三场。"面诊鼻梁处有青筋代表脾胃的消化功能差,3岁以前看鼻梁,长大之后看手掌的大鱼际和手背上的青筋状况。

(4)眼袋青筋,俗话讲"脾虚眼袋大,肾虚眼袋黑",眼下青筋往往提示妇科疾病,如月经不调、带下病。

(5)嘴角或颌骨两侧有青筋,提示妇科疾病,可见湿重带下、疲倦乏力、腰膝酸软、下肢风湿痹痛。

5. **胸部青筋** 可见经行乳房胀痛、情志抑郁,注意乳腺增生。

6. **腹部青筋** 如果青筋过腹部,提示为比较严重的积滞,见于肝硬化腹水、肿瘤后期,腹部青筋往往见于比较难治的疾病。

7. **小腿青筋** 多见于农民和教师。静脉曲张严重者,往往发生腰腿疾病,如风湿关节痛。青筋的发生一般与冷热交替有关,冷热交替容易引起静脉曲张。劳作后汗出,不宜马上洗冷水,需休息后再洗澡,洗澡时避免指甲长时间泡水,因为指甲是出气的地方,否则影响出气,易引起心脏不适,继而青筋凸起。泡温泉时,双手和双脚都要伸出水面,让指甲出气,否则容易晕厥。青筋凸起当下可无相应症状出现,随着时间的推移出现行走艰难(蔡洪光《观手知健康——经络全息手诊》)。

8. **膝盖青筋** 膝关节肿大、风湿性关节炎,常见膝部青筋,以及肩周出现青筋凸起,都属难治(蔡洪光《观手知健康——经络全息手诊》)。

四、王氏手纹手诊求索

王晨霞将破译人类掌纹作为自己的终身事业,从医已 30 余载,"掌纹医学"是其事业之巅峰,并广为社会各界认可与推崇。王氏收集了 15 万份手图,并在云南昆明成立了云南晨霞掌纹医学研究所,1993 年出版《现代掌纹诊病》一书,1999 年又出版《现代掌纹诊病图谱》。王氏已发现并总结出了疾病与掌纹的对应规律,被称为"掌纹诊疗第一人"。她多次赴欧洲、东南亚各地讲学诊病,所到之处都受到热烈欢迎。

手纹是手部脊纹、褶纹(包括散见纹,是褶纹的一种,分布没有规律)的总称,分布在手掌和手指上。

我国的手纹学,并非是单纯地从统计学数据发展起来的,它除了一般的经验积累之外,还与阴阳、五行、八卦等学说有很深的渊源关系。这主要是因为中国古代自然科学的门类,各学科(包括军事、营造、历算、化学、医学等)之间存在着一定的共通性。古代手纹学与医学的关系较为密切。

直到最近二三十年,医学界才开始对手纹感兴趣。医学界以严谨的探究态度,从医学、基因等方面展开探讨,以期对手纹的变异与疾病之间的联系有更深入的认识。在现代科技的推动下,手纹学的研究取得了长足的进步。医学界、生物学家、人类学家、心理学家、社会学家、计算机专家等采用多学科交叉的研究方式,从不同的视角,特别是在医学方面,不断地丰富着掌纹的内容。

同时,我国也是最早将掌指皮纹应用于临床诊断疾病的国家。这一例证

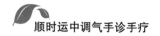
可上溯至甲骨文中所记录的各种病症。甲骨文是商代统治阶级用来问卦文的一种文字,在它的卜辞中,有许多与疾病相关的记录,其中就有手的症状,也有手的皮肤颜色。如《左传·成六年传》中关于疾病的记载:"于是乎有沉溺重腿之疾。"沉溺、重腿属湿病,即手、脚肿胀。

（一）脊纹部分

脊纹,即指纹,是指指腹部位的纹路。异常指纹变化常作为先天型愚型的诊断依据。有关某些染色体病和其他遗传病患者的指纹、掌纹的特异性资料日益增多,指纹、掌纹对于诊察遗传性、先天性疾病已成为一个重要的参考内容。

（二）褶纹部分

褶纹,指掌纹部分,分为主线和散见纹两类。

1. 主线　应用较多的掌褶纹有四条,分别是地纹,又叫生命线,也叫鱼际横曲纹。人纹,又叫智慧线,也叫近心横曲纹。天纹,又叫感情线,也叫远心横曲线。另外一条叫健康线。在应用手纹观察常见病、多发病时,主要观察对象就是这四条纹线（图1-1）。观察这几条线的颜色、长短、粗细、深浅,有无分枝、中断,是手纹医学的重要内容。即观察每一条纹线的具体位置及线上某一点的意义;观察具体纹线的颜色、形态、指纹线的粗细、深浅,有无分枝、长短等,来判定个人的健康状况。

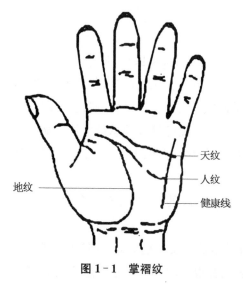

图 1-1　掌褶纹

2. 散见纹　褶纹中除主要的线外,还有一些掌中细纹,可以并列出现在主要褶纹线中,也可散见于手掌某一部位,而且有着一定的临床意义,可随健康变化时隐时现,常见的掌中细纹或称散见纹有如下几种（图1-2,图1-3）。

（1）岛形纹:在线上发现蛋空状的岛形纹,长度为 0.2～0.5 cm。此岛形的纹路,多出现在地纹或天纹上,是对健康不利的信号,如果四大线有岛纹,这意味着体内有病理变化,疾病将要发生。手指及大、小鱼际区亦可见。

（2）十字纹:为十字纹型交叉的掌纹,长度不等,多跨于地纹上,也有单独出现,它的意义相当于障碍线。

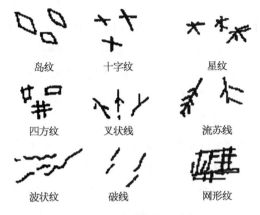

岛纹　　　　　　十字纹　　　　　　星纹

四方纹　　　　　叉状线　　　　　流苏线

波状纹　　　　破线　　　　　网形纹

图 1－2　手部散见纹示例

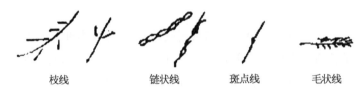

枝线　　　　　链状线　　　　斑点线　　　　毛状线

图 1－3　手部散见纹示例

（3）星纹：呈星形，其中心部分有一集中点，是以点为中心出现五条以上的放射状细纹，它的出现一般对健康很少有不利影响。

（4）四方纹：又称方形纹，或方格纹，呈四角形的皱纹，或像井字，多半是不规则的四角形，大小在 0.3～0.5 cm，或略呈菱形，可出现在示指根部或生命线上。发病之人，如出现有方形纹，其病情有可能转成可逆性。如在一条纹线中断处，出现方形纹者，即使体内产生某种病理变化，由于方格的呈现，提示可以延缓病情的激化，是修补力提高的征象。

（5）叉状线：即线的头尾作叉状者，又名股线，此种线向上叉为宜。

（6）流苏线：即主线的终点处向上下或左右分出一丛丛的支线，成流苏线而使主线原有的优点被破坏或变薄弱，例如大曲线末尾成流苏状（如地纹），这提示患者晚年身体衰弱。

（7）波状纹：状如水波的线，任何线如成水波状，提示机体素质较差，精力不继，例如健康纹若呈波状纹，主肝胆疾病，体质欠佳。

（8）破线：又称断续线，即掌中某条本应完整的褶纹，线的行程忽然中断，又称断线,在破断的地方,健康会受到不良影响,但如果一根线破断,在原线未破断处又另外生出一根线,表明破坏程度较轻,即由于第二线的产生,使这根线的性质和作用得以继续维持。比如大鱼际曲线破断,可以用大鱼际的副线来补充,也可以用玉柱线来补充,所以此时要观察其他褶纹互相弥补的情况。

(9)网形纹:出现方眼状的线,像网目,一般多出现在环指根部。常出现在心理活动较频繁的人手掌上。

(10)枝线:是分叉纹,分成两条或三条的皱纹,常在基本线的前端出现,尤以小指根下横曲纹为多见,枝线的出现愈多愈细,意绪愈细腻,感情愈丰富。

(11)链状线:线上连续不断的小圈圈,或作交叉线条状缠在一起,于是形成如锁链状的线,为驳杂不纯,凌乱无章的表征,如地纹呈链状,指示健康不佳。

(12)斑点线:即线上生有斑点,斑点提示体内血液流变学的改变,斑点愈大愈有意义。

(13)毛状线:在每一条纹路的两侧或者下方,分叉出许多细小的丝线,暗示着每一条纹路的强度都会被削弱,比如,远心横曲线上出现毛发向下的情况,说明情绪不稳,精力不足,易疲劳,出现神经衰弱等病变。

3. 地纹　又称生命线,大鱼际曲线,它包绕着整个拇指球(大鱼际),上部是起始点。顾名思义,它反映了一个人的活力情况、健康状况,所以,这也是我们要研究的重点。地纹的某一段反映着特定的时间点人的身体情况。

一条健康美好的地纹,起点和终点都要恰到好处,弧线要大,线条清晰、明朗、深刻,没有多余的纹路(掌中细纹),颜色呈现淡淡的粉红色。如此,才是身心健康,脏腑气血调和,精力饱满的表现。若颜色、形态(包括掌中细纹)异常,则说明身体和精神都会出现不健康的症状,结合前述"掌中细纹"一起考虑,就能得到比较清晰的结论,若内侧有一副线则是生命力强的标志。

4. 人纹　又称智慧线,小鱼际抛物线,它与地纹共同构成"人形",故称"人纹"。它所提示的疾病,偏于神经、精神方面,同时还涉及眼、耳、鼻、咽等方面以及智能的高低。正常的小鱼际抛物线,位于手掌中央,从小鱼际开始,然后逐渐上升,最后到小指根部,粗而绵长、清晰,色泽红润,前端略微下垂,或弯成一道美丽的弧线,在靠近掌心的地方,可以有分支,其分支线会随着时间和年龄的变化呈现不同的变化。

具备较标准的人纹,一般此人多身体健康,充满活力,心情愉悦,特别是心理素质较好。若人纹颜色、形态等出现异常,则代表着相应的心理、身体的变化。

5. **天纹** 天纹是小指根下的横曲线,是掌屈纹的远端横褶纹,又称远心横曲纹。主要反映心跳、呼吸及五官的情况,因为心脏影响着精神生活与情感,所以有人称此线为"感情线"。

正常的天纹,一般起于示指与中指之间,微微地弯向近端,终于手掌的尺侧。且深长明晰,颜色红润,向下的支线少,向上的支线或辅助线多。拥有这样的线条的人,往往感情充沛,对生活充满热情,而且心脏功能正常。

6. **健康线** 健康线是褶纹中的辅助线,并非人人都有。健康线的出现,能够对人体的疾病提供客观的信息,是判断疾病的一条不可忽视的纹线。该线起于大鱼际(但以不接触大鱼际曲线为好),斜行向小指方向延伸一直到小指下方的天纹上。

身体健康的人,一般很少有健康线。这条线多发生在劳累和虚弱的人身上。因此可以说,没有健康线反而是一件好事,如果有的话,那就应该是细而浅的、连续的,而且不与大鱼际曲线接触为好。当然,有了健康线,也并非意味着疾病的发生。一般说来,在身体状况较差的时候,健康线就会越来越深,待到健康恢复时,健康线就会逐渐淡化。可以说,健康线是人体健康的"晴雨表",可以提前预警,及早预防疾病的发生。

五、季氏反射区手诊求索

季秦安为季氏手诊手疗创始人,从事手诊研究 40 余年,创立了手法轻揉的脊柱疗法、腹部脏腑点穴疗法等,这些疗法起效快、效果好。季氏认为手诊的检查方法是根据对手部反射区一望一摸来判断的,方法简单、直观、方便、易行,伸出手来就能检查,通过一望一摸,就能知道身体健康的状态和哪个脏腑、组织、器官有了病理变化,而且还能早期发现病症,进行早期治疗。

(一)对反射区的望、触诊

1. **手的色泽** 手上所反映出的异常五色病理变化,一般如《灵枢·五色》所说:"青黑为痛,黄赤为热,白为寒。"因为,气血郁滞则手掌发青,瘀久则手掌发黑,故青黑为痛(不通则痛)。热则脉络充盈,手掌发红。湿热内盛则手掌发黄,故黄赤为热。寒主收引,寒则脉络收缩,血行缓慢而手掌发白。

2. **手的形态** 是通过对手部各反射区形态的观察,分析是否有异变现象,判断相对应各脏腑、组织、器官的病症。平顺为健康人。各反射区中凹凸不平者,为病理现象。一般凸者多见于炎症、气血瘀结、慢性疾病或占位性病变。凹陷者多见脏腑气虚证,或手术后的瘢痕。

3. 手部温度　在反射区触摸时,温度偏高,表示其相对应的脏腑、组织、器官有感染、炎症或高热。反之温度偏低,表示其相对应的脏腑、组织、器官气血不通畅,寒邪人内或阳气虚衰。

4. 触诊(无痛诊断)　关键在于手感。在触摸过程中,要细心体会反射区相对应的脏腑、组织、器官的病理变化,做出判断,以达到诊断的目的。用拇指或示指远节端的指腹在反射区触摸,摸到颗粒状、条索状、包块等可能是脏腑结石、骨刺、有陈旧性病史或器质性病变,脏腑、组织、器官曾开过刀,或有囊肿、肌瘤。

5. 有痛诊断(压痛反应)　有痛诊断只凭疼痛敏感程度的大小并不全面,还要根据按压时所产生的酸、麻、木、胀、凉、热、跳、沉等异常反应综合判断。

反射区分布于整个手部,包括手掌、手指内侧,手指外侧,手背及手腕(图1-4～图1-6)。

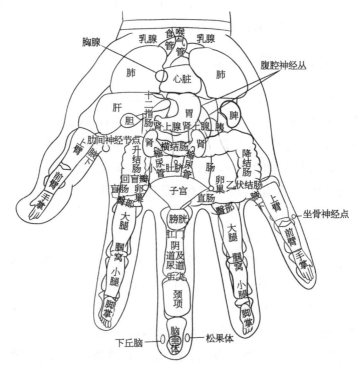

图1-4　右手掌面反射区

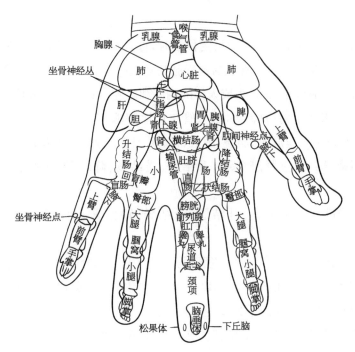

图 1-5 左手掌面反射区

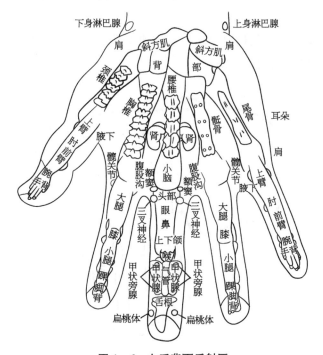

图 1-6 左手背面反射区

（二）人体脏腑手掌简易定位法

我们学习人体脏腑手掌简易定位法时，首先要了解一下人体胸腔、腹腔的简单定位法。人体由胸骨柄上端颈静脉切迹处开始向下至耻骨联合上缘处，大约可对应五手掌零三指，组成人体的胸腔和腹腔。具体分法如下：

第一、二横掌：对应肺、心脏、气管与食管（为胸腔）。

第三横掌：对应肝脏、胆囊、脾脏、胃、胰、十二指肠（为腹腔）。

第四横掌：对应肾脏（双）、升结肠、横结肠、降结肠、小肠、输尿管（为腹腔）。

第五横掌：对应小肠、升结肠、降结肠、输尿管、女性子宫及卵巢（为腹腔）。

余下三指：对应乙状结肠、直肠、膀胱、肛门、少部分子宫（为腹腔）。

注：能按此比例的人占95%以上，有极少数的人与此比例不符。

（三）脏腑反应区的手掌简易定位法

1. 手掌简易定位法　是由腕横纹开始，根据传统医学定位，要从腕横纹向指尖移动，首先从腕横纹向指尖移动五分开始测量。主要是用手示指向指尖处移动。

2. 测量方法　在测量时手示指与被测手掌呈90°，然后下移测量（一横指具体分法见图1-7、图1-8）。

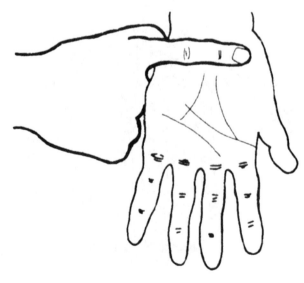

图1-7　一横指

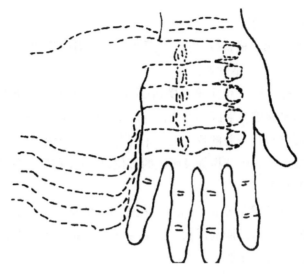

图 1-8　一横指具体分法

（1）胸腔：第一横指（示指）、胸腔第二横指（示指）。

（2）腹腔：第三横指（示指）、第四横指（示指）、腹腔第五横指（示指）、余下三分。

3. **具体脏腑在手掌的定位**

（1）第一横指、第二横指（示指）对应肺脏、心脏、气管、食管。

（2）第三横指（示指）对应肝脏、胆囊、胃、脾脏、胰、十二指肠。

（3）第四横指（示指）对应两肾、升结肠、横结肠、降结肠、小肠、输尿管。

（4）第五横指（示指）对应小肠、子宫、卵巢、升结肠、降结肠、输尿管。

（5）余下三分对应乙状结肠、直肠、肛门、膀胱、少部分子宫。

4. **脏腑手掌定位法**

（1）气管：位于第一横指（示指），手掌垂直中心线处，左右手相同。

（2）肺脏：位于第一、二横指（示指），手掌大、小鱼际近心端 2/3 处，左右手相同。

（3）心脏：位于第二横指（示指），手掌垂直中心线左侧 2/3、右侧 1/3 处，左侧为左心房，右侧为右心房。左手心脏反射区 2/3 在手掌大鱼际处。右手心脏反射区 2/3 在手掌小鱼际处。在测量时示指的中节指骨段所压的部位，正好是整个心脏反射区。（注：手心脏反射区在诊断和治疗一般都不多用）

（4）食管：位于第一、二横指（示指），紧贴手掌垂直中线的右侧，左手靠近

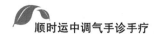
小鱼际,右手靠近大鱼际。

(5)胃:位于第三横指(示指)。左手掌第二掌骨一半和第三掌骨处,右手掌第四掌骨一半和第三掌骨处。

(6)肝脏、胃、脾脏:位于第三横指(示指)。左手第三横指示指远节指骨段所压的部位,是脾脏反射区。中节指骨段所压的部位,是胃的反射区。近节指骨段所压的部位,是肝脏的反射区。右手第三横指示指远节指骨段所压的部位,是肝脏反射区。中节指骨段所压的部位,是胃反射区。近节指骨段所压的部位,是脾脏反射区。

(7)胆囊:位于第三横指(示指)。左手第三横指示指中节指骨和近节指骨连接处所压的部位,是胆囊反射区。右手第三横指示指中节指骨和远节指骨连接处所压的部位,是胆囊反射区。

(8)胰脏:位于第三横指(示指)。左手第三横指示指中节指间和远节指骨连接处所压部位,是胰脏反射区。右手第三横指示指中节指骨和近节指骨连接处所压部位,是胰脏反射区。

(9)肾脏:位于第四横指稍上(示指),第四横指示指近节指骨和中节指骨连接处,远节指骨和中节指骨连接处所压部位,是肾脏的反射区,左右手基本相同,只是左右肾的位置不同。(注:在手掌上很少用,一般多在于背上的两肾反射区进行按摩。掌面位置较深,操作不宜渗透,一般不多用)

(10)横结肠:位于第四横指(示指)。左手从第五掌骨和第四掌骨中间横向移至第二掌骨,这段是横结肠反射区。右手从第二掌骨横向移至第四掌骨和第五掌骨中间这段是横结肠反射区。

(11)升结肠:位于第四、五横指(示指)。左手无名指和小指根上部。右手示指根上部。

(12)降结肠:位于第四、五横指(示指)。左手示指根上部。右手无名指和小指根上部。

(13)乙状结肠、直肠:位于五横指(示指)余下的三分,左手从示指根部横向移至中指根部的一段。右手从小指和无名指根部的中间横向移至中指根部的一段。

(14)小肠:位于第四、五横指(示指),被大肠反射区所包围的区域均是小肠反射区。

(15)子宫:从中指根部向手掌方向上移一指半横指,被一指半横指所压部位是子宫反射区。

(16)卵巢：从中指根部向手掌方向上移一指半横指的上沿。左侧卵巢延伸到第四掌骨的桡侧交接点为左卵巢反射区。右侧卵巢延伸到第二掌骨尺侧交接点是右侧卵巢反射区。在子宫和卵巢的中间段为输卵管。（注：子宫和卵巢反射区只在右手上找，诊断、按摩治疗均在右手）

(17)膀胱：在手掌与中指根部的连接处，左右手相同。

(18)生殖器：中指近节指骨段掌侧面，包括尿道、女性阴道、男性睾丸和前列腺，左右手相同。

(19)十二指肠：位于第三横指（示指）。左手第三横指示指近节指骨和中节指骨连接处尺侧边缘所压部位。右手第三横指示指中节指骨和远节指骨连接处尺侧边缘所压部位。

（四）手部反射区的选取及适用范围

1. 反射区的选取　应用手部按摩方法治疗疾病和自我保健时，选取反射区的原则，主要是根据不同脏腑、组织、器官的生理变化和病理变化而定，灵活掌握，巧妙运用。可将双手反射区分为几个部分：

(1)基本反射区：是在治疗疾病和自我保健时，开始和结束都必须做的反射区。肺、脾、肾、输尿管、膀胱五个反射区为基本反射区。

(2)症状反射区：主要指与病变脏腑、组织、器官相对应的反射区，如胆绞痛，就做胆反射区。

(3)相关反射区：是指除症状反射区以外，与现症状或疾病有关的其他脏腑、组织、器官相对应的反射区。如高血压病，症状是血压高，在治疗时，除做血压反射区外，还配有心、肝、肾、头等反射区。心、肝、肾、头等在这里就是相关反射区。

2. 适用范围

(1)呼吸系统疾病：感冒、哮喘、肺炎、肺气肿、咳嗽等。

(2)消化系统疾病：食欲不振、消化不良、呃逆、呕吐、胃肠功能紊乱、胃肠炎、肝功能失调、胃痛、腹泻、便秘、腹胀等。

(3)循环系统疾病：心脏功能不全、心绞痛、高血压、低血压、高血脂、贫血等。

(4)神经系统疾病：神经衰弱、神经症、神经麻痹、头痛、神经痛、颈椎病、坐骨神经痛等。

(5)泌尿系统疾病：慢性肾炎、肾结石、肾绞痛、尿失禁、尿频、遗尿、膀胱炎、泌尿系统感染、输尿管结石、膀胱结石等。

（6）生殖系统及妇科疾病：前列腺炎、前列腺肥大、月经不调、痛经、子宫肌瘤、盆腔炎、乳腺炎、乳腺增生、卵巢囊肿等。

（7）五官疾病：近视、青光眼、白内障、耳鸣、鼻炎、牙痛等。

（8）运动系统疾病：各种关节炎、腰腿疼痛、肩周炎、下肢浮肿、手脚麻木、肩臂疼痛等。

（9）内分泌系统疾病：糖尿病、甲状腺功能亢进、甲状腺功能低下、更年期综合征、过敏、抽筋、肥胖症、内分泌功能紊乱等。

（10）皮肤病：湿疹、皮肤粗糙、粉刺、皮下囊肿等。

六、观形观色手诊

（一）观形手诊

观形手诊是通过视觉对双手不同反射区的形态进行详细的观察，是在传统望、闻、问、切四诊基础上，对手部进行全方位、多层次的观察，从反射区形态的异常变化和特异现象，发现疾病，了解疾病，并对其性质、程度和预后做出判断的一种有效方法。观形手诊是一种科学、简便、经济、实用的诊断方法。

1. 望诊顺序　男先左手，后右手；女先右手，后左手。先观双手整体变化，然后按照双手反射区按摩顺序从手掌反射区—掌侧手指反射区—手背反射区—背侧手指反射区观察。

2. 望手的形态　是通过对手部各反射区形态的观察分析是否有异变现象，以判断其相对应脏腑、组织、器官的病症。平顺为健康人。在各反射区中，凹凸不平者为病理现象。一般凸者多见于炎症、气血瘀结、慢性疾病或占位性病变。凹陷者多见脏腑气虚，或手术后的瘢痕。

骨节如现凹凸现象，为受过外伤。在反射区出现肿胀、变形，相对应的脏腑、组织、器官也为病理状态。如在气管、鼻反射区出现肿胀，为哮喘；肿胀而发亮，为过敏性哮喘；喉反射区粗大，提示有咽炎，易咳嗽。腿反射区肿胀粗大，提示下肢有浮肿现象。手色和形态在望诊中是很重要的，我们应在实践中认真地探索和体会，以纲带目，举一反三，自如应用。

3. 整体手型的七种分类

（1）空想型的手：即水型手，也称柔弱型。

特征：亦即"似白鱼的手"，手小而优美，掌细长，多杂纹。指呈尖头型，拇指小而纤细。皮肤带有青色,纹理细腻、柔和,肌肉没有弹性,女性多于男性。

提示:这种手型的人一般身体、心理素质较差,多有神经衰弱。易患呼吸系统疾病,泌尿、生殖系统较弱。

(2)艺术型的手:即火型手,西方又称圆锥型。

特征:比空想型稍大且厚,一般都很柔软。手指呈圆形,末节指节至顶端渐细,形成圆锥状。皮肤柔软细腻富有弹性,指甲光洁,肤色白净,赤白肉际不明显,掌背青筋隐而不露,掌呈长方形,轮廓优美。由掌到指,连同指腹,有许多纹理。是七种手型中形状最优美的手。

提示:此类人思考力散漫,脾胃功能多差,易患消化系统疾病。也易患头晕、腰腿痛等症。中晚年易患高血压及心血管疾病。

(3)原始型(本能型)的手:即土型、金型手。

特征:掌幅宽而短且肉厚,带浑圆感,稍硬。手指粗糙,厚而硬,难反屈;拇指粗笨而短厚,指端多圆形,指背三约纹深而杂乱,掌背三约纹深而杂乱,掌背青筋浮露,手掌纹线少,或粗而短。

提示:此类人一般体力较好,但易着急,冲动易怒。因此,此手型的人很早就会有高血压、心脏病发生。

(4)哲学型的手:又称学究型、竹节型手。

特征:手掌稍大,厚薄适中,筋浮凸,手指血管隆起,且各指关节粗而高,指节起节如竹节高起,指背三约纹较明显,拇指多长大强硬,第一指节与第二指节几乎一样长。

提示:此类人性情拘谨而忧郁,理智敏达善思考,能克制,有耐力,往往因过度用脑而致体力较差。呼吸、泌尿、生殖等系统功能多数较弱。

(5)实际型的手:又称四方型手,相当于木型手。

特征:掌型颇大,掌长度与宽度相等,整个手掌看起来略近于四方形,掌肉坚而具有弹性,拇指大,指根亦丰实,各指指端及指甲呈方形,手腕部也比较接近于四方形,手背三约纹较淡。

提示:体力较好,富有耐性,各方面发育良好。身体素质较好,一般不容易患病。

(6)活动型的手:又称汤匙型手。

特征:这是一种篦子形的手,每个手指都圆圆的,手指头指端宽圆如汤匙,筋骨坚实,多见于体形高大之人。

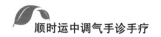

提示：此型人健康状况较好，但易患高血压、糖尿病，尤其是掌背青筋粗浮者。

（7）混合型的手

特征：由上面各类型中的两种至四种的手型混合而成。

提示：具有组成型的特点，实际的情形中这种情况多见。

4. 手掌分类

（1）传统五行八卦分类法：纵观掌面，有几处起伏。这些不同的起伏，中国传统的手诊方法用八卦来表示，分为八个区域，每一个区域代表着人体特定的部位信息。主要是指整个区域大的外形以及纹线的形态，即指的是整个某卦所属区域的隆起、凹陷以及该卦区内纹线的形态变化。

按八卦将手掌分区定"位"，其优点是利用八卦的概括性，对人体的健康、疾病情况做出判断。

西方一些国家的学者提出了"丘"的概念，与八卦划分相比，两者有极大的相似之处。但丘的概念主要是在手纹学基础上提出的，又有其独特之处。

（2）八卦学说的基本内容：八卦名词，首见于《易经》，相传在远古时代，伏羲氏首创八卦。《周易·系辞下传》第二章云："古者包羲氏之王天下也，仰观象于天，俯则取法于地，观鸟兽之文，与地之宜，近取诸身，远取诸物，于是始作八卦，以通神明之德，以类万物之情。"指出八卦，即乾、坤、震、巽、坎、离、艮、兑八种卦画，是由帝王包羲氏（伏羲）所画。在卦画形成的同时，人们选择了八种自然产物与之相应，企图通过具体事物来阐释对自然最基本内容的理解，并描述其间的关系，使八卦迈出具体化的第一步。这八种自然物是：天（乾）、地（坤）、雷（震）、火（离）、风（巽）、泽（兑）、水（坎）、山（艮）。任继愈指出："天地又是总根源，天地为父母，产生雷、火、风、泽、水、山六个子女。这是一种十分朴素的万物生成的唯物主义观念。"之后古人又进一步将人类与自然界特有的关系性事物加入而演八卦成六十四卦，在那些带有关系性事物中，几乎包含着各个层次与角度，分类是精细的。由于这种精细与全面，才使后世哲人有充分的空间将自己的观念思想融于卦中，借卦而言，以更好地为人所接受。"无极而太极，太极而两仪，两仪而四象，四象而八卦，八八六十四卦"的自然演进观，将阴阳（两仪）学说同八卦学说有机融通，紧密相连，为古人提供了坚实而形象的自然观及相关思维的基石。即使是现代，不少学科如天体物理学等从中也得到基础思维或源极思维的重要启示。

那么，八卦与手的关系又如何呢？中医学在长期的实践中认为，"人与自然相应""人体是一个有机整体",人体本身是一大天地,手是一小天地。因此,手同样可以用八卦来表示。因为研究人的手主要是观察人的后天情况,故手一般按后天八卦来分。

1)震位

位:震卦的位置位于掌上大拇指指球的上半部,亦即地纹范围内的上方。代表意义:震属木,代表人的神经系统功能。

相:① 正常相:健康人该区应隆起高耸,颜色红润,这是一个人身体健康的表现。② 异常相:a. 震位皮肤纹路散乱,有毛状线、星纹、叉纹等掌中细线,提示其人精神紧张,生活不规律,容易患神经症。b. 震位凹陷而薄,由地纹包绕的地区十分狭窄,气色又十分苍白,其人易患生殖功能及内分泌功能失调的疾病(由精神因素引起的)。c. 震位色暗,说明情绪比较低落或抑郁,这与生活或工作方面的事情有关系,如果长期处于压抑状态,就容易得胸闷、胁痛、女性乳腺增生等疾病,也易患神经症。

2)巽位

位:在掌上示指下的位置。代表意义:五行属木,代表肝胆功能的位置。

相:① 正常相:巽位隆起高耸,且颜色粉红,是肝胆功能良好的表现。② 异常相:巽位纹路散乱,皮肤粗糙而颜色较暗者,大多肝胆功能比较弱。

3)离位

位:在手掌上中指和环指下的位置。代表意义:此处代表心血管系统。

相:① 正常相:离位隆起高耸,颜色粉红而无乱纹的人,心脏功能健全,视力良好。② 异常相:离位皮纹散乱,颜色发暗的人,往往心脏功能较差。此处位置过于低陷,且筋浮起者多心力衰竭,或心火旺盛。

4)坤位

位:在掌上小指下的位置。代表意义:此处代表小腹部器官,如胃肠、泌尿、生殖系统。

相:① 正常相:此处隆起而颜色红润者,提示消化、泌尿、生殖系统功能均异常。② 异常相:a. 坤位纹路散乱,皮肤粗糙而颜色较暗者,提示大、小肠及泌尿功能较弱。b. 坤位低陷,筋浮骨露,肤色枯白无血,大多生殖功能较弱。

5)兑位

位:在小指下方,天纹下方,头脑线外方中,即坤位之下,或小鱼际上 1/2 区域。代表意义:代表呼吸系统及大肠功能。

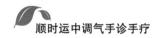

相：① 正常相：兑位隆起高耸，颜色红润，提示身体健康。② 异常相：a. 兑位纹路散乱，皮肤粗糙而颜色较暗者，提示呼吸系统功能较弱。b. 位置低陷，筋浮骨露，皮肤颜色较枯白者，提示有呼吸系统感染，包括肺气肿病。

6）乾位

位：在兑位之下，手腕横纹之上。代表意义：代表心理状况和呼吸系统功能。

相：① 正常相：乾位隆起，颜色新鲜，提示心身健康。② 异常相：a. 乾位纹路散乱，皮肤粗糙而色暗者，多属七情郁气，包括神经衰弱等症。b. 位置低陷，筋浮骨露，多因呼吸系统衰弱而影响健康。

7）坎位

位：在手掌心下方，手掌根部正中间。代表意义：提示泌尿生殖系统功能。

相：① 正常相：该处位置隆起，肉纹光滑者，提示泌尿生殖系统良好。② 异常相：a. 坎位有乱纹，皮肤粗糙而色暗者，多是幼年期营养较差，体力较弱，成长之后，因元气不足，容易疲劳。b. 坎位有蜘蛛巢般乱纹的人，多性功能低下，男性多阳痿、遗精，女性多不孕或早产。c. 女性在坎宫有一道横线切过，或有（川）纹时，在怀孕分娩时应特别注意。

8）艮位

位：在大拇指的下半部，即大鱼际曲线的范围下方。代表意义：代表脾胃功能。

相：① 正常相：艮位隆起而肉软光滑，色呈粉红者，提示脾胃功能良好，一般体力健壮。② 异常相：a. 艮位纹理散乱，皮肤粗糙而色暗时，代表脾功能不佳。b. 此处青筋浮起，位置低陷，薄而无肉者，胃部功能多为不足。但一般人此处有轻微的青筋浮出，如果不很明显，则意义不大。

9）明堂

位：在掌的正中央，即手掌心。代表意义：此处提示心脏、血管系统功能的强弱，以及心理状况。

相：① 正常相：明堂喜凹陷，凡明堂沉陷而四周肉堆拱起，当中纹路清晰者，说明身体健康，情绪稳定，心情愉快。② 异常相：凡明堂纹理乱者，每多七情困扰，心情忧郁以致失眠，身体虚弱，特别是明堂色暗的人，提示近期即将发病。

（二）观色手诊

《望诊遵经·变色望法相参》记载："望诊之法，有天道之殊，人事之变。故凡欲知病色，必先知常色。欲知常色，必先知常色之变。欲知常色之变，必先知常色变中之变。"健康人其色为明润含蓄,红黄隐隐。色有稍红、稍白、稍黄、稍黑的变化,这与环境、季节、气候、工作条件、遗传因素、先天因素、情绪等的变化有关。我们应当结合实际情况,灵活辨别,以区别正常的生理反应和异常的病理变化。

手上所反映出的异常五色病理变化,一般如《灵枢·五色》所说:"青黑为痛,黄赤为热,白为寒。"因为气血郁滞则青,瘀久则黑,故青黑为痛("不通则痛,通则不痛")之故也。热则脉络充盈而赤,湿热内盛则黄,故黄赤为热;寒主收引,寒则脉络收缩,血行缓慢而色白,故为寒。

1. 白色 为气虚、气瘀、寒证、脱血、疼痛(一般性疼痛)等证。白色发亮,多见于手心部,此处为肝、脾、胃反射区,表示气血虚寒,如脾胃虚弱怕冷、肝硬化等。

青白色,见于疼痛症、寒痛(为严重疼痛)、炎症痛(疼痛性炎症)。若心脏反射区出现白色点,表示心肌缺血。如在关节反射区出现白色点,表示关节有骨刺。在脚掌反射区出现白色点,表示脚掌有鸡眼或脚垫。

2. 黄色 为脾胃虚。黄加白,为病史长久,也表示慢性疾病。

黄加咖啡色,为癌变。癌变在手全息图的病理反应是"黄咖啡色",在哪个反射区有这种色泽,说明哪个反射区相对应的脏腑、组织、器官有癌细胞。区别:边界清楚为良性肿瘤,边界不清为恶性肿瘤,预后不良。

黄色也是肝胆患者的一种表现,特别是黄疸患者,巩膜、手掌及全身发黄。

3. 红色 为阳证、热证、出血症、炎症。在手掌出现浅红色,为阳虚,或疾病初期阶段。

暗红(暗灰),为阴虚,如肾虚。暗灰多考虑肾炎。白色加浅红色,外有光圈,为肾结石。鲜红或有点,为出血症。

浅咖啡色,表示有过外伤,现已病愈。在关节反射区如出现浅咖啡色,表示外伤型关节炎或陈旧性关节炎。深咖啡色,出血已止或刚病愈。紫红色,多考虑内脏出血或血液循环不好。

4. 青色 为风寒证、痛证。即受风寒湿邪引起的疼痛,常见于关节反射区域,如肩周炎、风湿性关节炎。

青蓝色,为血中酸性高,血中含氧量低,血液循环和微循环不好。

5. 黑色 为寒证、痛证,肾阳虚衰,阴寒凝滞,血失温养,久瘀不散。气血流通不畅,气血瘀结,新陈代谢功能低下。

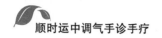
七、触摸手感手诊

望诊后,为了使诊断更加具体化,以进一步证实望诊的准确性和弥补望诊的遗漏及不足之处,可进行触诊。这是手部诊疗法中诊断疾病不可缺少的一步。触诊是对手部温度、触觉、痛觉进行检查,分为有痛诊断和无痛诊断。

（一）有痛诊断

有痛诊断就是用不同的力度对双手反射区按压刺激时,会出现一种特殊反应——压痛反应。哪个反射区有压痛反应,说明其相对应的脏腑、组织、器官发生了病理变化。根据按压反射区所产生的压痛反应程度高低,来判断其相对应的脏腑、组织、器官病理变化程度的轻重。常常因为人体的个体差异和各脏腑、组织、器官病理变化程度不同,在双手反射区所产生疼痛感觉的敏感度不同。有时轻刺激、大反应,有时重刺激、小反应,或正常刺激、正常反应。也就是说用的力度小,在反射区疼痛反应敏感程度高,说明相对应的脏腑、组织、器官病变程度严重。用的力度大,在反射区疼痛反应敏感程度低,其对应的脏腑、组织、器官病变程度轻微。如用不同力度,反射区没有疼痛或是正常压痛,其相对应的脏腑、组织、器官就没有病变。

此外,对有痛的诊断不能仅仅依靠对疼痛的敏感度,还应结合患者在受压过程中出现的酸、麻、木、胀、凉、热、跳、沉等异常的表现来进行综合分析。在诊治过程中,要密切观察患者的反应和表情,多问患者的感受、反应。力度一定要适中,才能根据不同的压痛反应,达到对疾病的正确诊断。

酸痛:见于外伤引起的麻、凉,血液循环障碍、肌肉萎缩、骨质变形。

麻痛:见于神经炎、神经疼痛、高热、血质病变。

木痛:见于虚实混淆、神经传导差、陈旧性疾病。

胀痛:见于邪热内侵、膨胀、水肿、神经痛、气滞。

凉痛:见于风寒引起肌肉神经痛,重者风寒入骨的神经痛。

热痛:见于感染、炎症。

沉痛:轻示气滞血瘀,重示血管硬化、内脏结石。

跳痛:见于痉挛、神经症。

（二）无痛诊断

触诊的第二部分是无痛诊断。就是用拇指和示指的远端指腹,着重触摸反射区的异常现象。因各脏腑、组织、器官发生病理变化时,在双手相对应的反射区会有异变现象。如反射区出现颗粒状、条索状、包块状、局部组织变硬或疏松、肿胀或凹凸不平及抵触感,局部组织温度偏高或偏低现象等。

触诊关键在于手感。在触摸过程中,要细心体会反射区相对应的脏腑、组织、器官的病理变化,做出判断,以达到诊断的目的。

用拇指或示指远节端的指腹在反射区触摸,摸到颗粒状的异变现象,在某些脏腑可能是结石症,如胆石症、肾结石、输尿管结石等。在腰椎、颈椎、关节反射区摸到,提示相对应的组织有骨质增生或骨刺。

在反射区触摸到条索状的变化,提示相对应的脏腑、组织、器官有陈旧性疾病或器质性病变。坚硬而不动的条索,提示相对应的脏腑、组织、器官曾开过刀。

在反射区触摸到包块状的变化,结合年龄、体质、性别、部位等不同,可能相对应的脏腑、组织、器官有肿瘤。如果包块软,按压时有上下浮动感,提示相对应的脏腑、组织、器官有囊肿或肌瘤。

在反射区触摸时,温度偏高,表示其相对应的脏腑、组织、器官有感染、炎症或高热。反之温度偏低,表示相对应的脏腑、组织、器官气血不通畅,或是寒气进入体内,或是阳气不足。

在触摸按压过程中,在反射区可能出现隐色的现象,可根据前面望色诊病来判断各脏腑、组织、器官的病理变化性质。触诊的顺序同望诊一样。

手诊法简便直观、易于操作,伸手即可完成。通过一望一摸,就能知道身体的健康状态和哪个脏腑、组织、器官有病理变化,而且还能早期发现病症,早期治疗,确是一种诊断的好方法。但应该注意的是,这种检查是通过反射区的视觉和触觉来进行的,它主要依赖于个人的临床经验以及患者的个体差异,很难达到百分百的准确率,也不可避免地会有误诊、漏诊的情况。因此,还要利用各种检查手段的补充,使诊断更为准确,才能更好地指导临床诊疗。

第二节　手疗基本理论

一、手疗渊源

手部疗法简称手疗,是通过对手部的穴位、痛点、反射区等采用针刺、艾

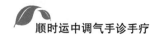

灸、点穴、按摩、药疗等方法进行刺激以疏通经络、调和气血、扶正祛邪、调和阴阳,达到防治疾病、强身健体目的的一种疗法。它是在中医理论指导下,以脏腑、经络学说理论为基础,集针刺、艾灸、按摩、点穴、中药熏洗、穴位贴敷等疗法为一体的综合疗法。属于中医外治法范畴。手部疗法是中医学的重要组成部分,是我国劳动人民长期与疾病斗争过程中发现、发展、逐步完善并总结出来的防病治病的方法。

手部疗法历史悠久,早在原始社会时期,由于生产力落后,生活条件十分艰苦,人们在与自然抗争过程中,发现天凉了通过摩擦、搓揉双手,可以起到防寒保暖、防止冻伤作用。当身体某些部位不适时,有意无意按压手部某些部位,或者采一些草药捣烂外敷手部,结果发现人体某部位不适减轻或者消失,或当被尖锐的东西刺伤手部,发现原来的病痛好了等,人们逐渐发现通过按压、搓揉、摩擦,或某些尖锐物品刺激或草药外敷手部等,能够起到不同程度的治疗作用。这就是手部疗法的雏形。随着社会生产力不断发展,人们的实践也逐渐加深,手部疗法也得到了进一步的充实、发展与完善。上古之时,有关使用手部疗法来治疗疾病的记载,《史记·扁鹊仓公列传》:"上古之时,医有俞跗,治病不以汤液醴洒,镵石挢引,案扤毒熨,一拨见病之应。"春秋战国时期《黄帝内经》一书中也论述了分布于手部的穴位及丰富的手诊内容。认为人体每一个局部都与全身脏腑、经络、气血有着密切的联系。人体局部与整体是辩证统一的关系。因此,在诊治疾病时,可以通过五官、色脉、形体等外在变化,来了解人体内在的健康情况。正所谓"有诸内,必形诸外"。这为手部疗法提供了理论依据。

手不仅生理上与躯体有着密切的联系,在病理上还是一个反映疾病的窗口。刺激手上的某一部位——穴位或感应区,对全身均有一定的影响,因此手部疗法可以防治疾病。《唐六典》中提道:"凡人肢节脏腑积而疾生,宜导而宣之,使内疾不留,外邪不入。若损伤折跌者,以法正之。"可见按摩可以治疗脏腑肢节等的各种疾病。《金匮要略》中有所谓:"右二味为散,沐了,以方寸匕,已摩疾上,令药力行。"可见按摩与药物、浴疗相结合的重要性。唐代王超《仙人水镜图诀》提出小儿指纹脉络诊法。元代朱丹溪《丹溪心法》有:"欲知其内者,当以观乎外;诊于外者,所以知其内。盖有诸内,必形诸外。"明代杨继洲《针灸大成》有"阳掌图,阴掌图"小儿推拿手图。清代《小儿推拿广意》中更是详细记述了通过手掌诊断、治疗疾病的方法。明清时期,林之翰的《四诊抉微》、周学海的《形色外诊简摩》、汪宏的《望诊遵经》、张振鋆重编的《厘正按摩要术》等中医古籍中，均有手部诊断、治疗疾病的论述。经后世医家不断实践，逐渐出现了手部按摩疗法、手针疗法、手浴疗法等手部疗法，丰富了手部疗法治疗的内涵。手部具有穴位多、神经末梢丰富、敏感等特点，且手部通过与十二经络的联系，与全身脏腑、组织、器官的联系更加紧密。因此，刺激手部可以治疗诸多疾病。手部疗法具有安全、疗效可靠、患者易接受的优点，经历代医学家和民间的不断实践、完善、总结、提高而逐步发展起来，至今已经成为一门独特的诊疗疾病的方法。

新中国成立后，在党和政府的支持下，手部疗法也得到了长足的发展。1973 年，张颖清发现了手部第二掌骨全息疗法。20 世纪 80 年代，我国的中医研究者也提出了人体的生物全息诊疗法，他们认为人体每一个独立的解剖节段都包含着与全身部位全息对应的穴位，还发现了手部存在着很多与人体内部组织、器官相对应的全息反射区，通过刺激该反射区，来调整及治疗疾病疗效显著。

双手的感觉神经非常丰富，特别是手指掌面以及正中神经分布的区域。有人说"手是人外在的头脑"。经常刺激双手可以激发大脑潜能，增强智力，提高人体的健康水平。当人体出现病态时，疾病的信息可以从手上反映出来，适当刺激手部穴位或反射区，可以通过经络的传递，调动、激发机体的免疫、防御、抗病及修复能力，起到治疗疾病、养生保健、延年益寿的作用。发展到 21世纪，随着人们对养生保健的重视，手部疗法成为人们祛病保健的有效方法之一。还有关于手道文化、手道养生的书籍，甚至还有关于手疗歌谣的流传：手指脚趾多揉揉，失眠头痛不用愁。常揉拇指健大脑，常揉示指胃肠好。常揉中指能强心，常揉环指肝平安，常揉小指壮双肾。十指对力强心脏，双手对插头脑清，旋转关节通经脉，反掌伸展松筋骨，揉揉十指祛头痛，按摩四关行气血，摇肩转膊松颈椎。

二、手疗的理论基础

手是经脉之气生发、布散之处。十二经脉的循行和衔接与手部有着直接或间接的联系。手三阴从胸走手，手三阳从手走头。手三阴经、手三阳经内属脏腑，且通过表里经和同名经与足三阴经、足三阳经相连，通过八脉交会穴与奇经八脉相通。除此之外，手部的经脉又通过经别、络脉，进一步加强了表里

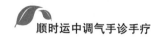

经和表里脏腑的联系。另外,手与阴阳、气血也有密切的联系。如《灵枢·动输》中提道:"夫四末阴阳之会者,此气之大络也。"《灵枢·卫气失常》载:"皮之部,输于四末。"这都说明手、足是阴阳经脉气血会合联络的部位,对经气的通接具有重要作用。人体的五脏六腑、四肢五骸、五官九窍都与手有着全息对应的关系,因此刺激手部的"全息穴",通过信息传导,可以调整机体阴阳失衡的状态。

人是一个有机的整体,一般身体某处感到不适时,手上就会找到相应的反应点,通过对手部反应点的刺激,能够起到一定的保健和治疗作用。手穴治疗操作简单,治病广泛,无副作用,易于普及,方便易行,行、走、坐、卧任何场合皆可随时按摩或针刺。

手部疗法就是在手的一定部位(穴位)给予适当的刺激,调整人体的功能状态,起到保健和治疗的作用。包括推拿疗法(按摩)、手针疗法(毫针疗法)、手部药疗、挑治割治疗法、放(刺)血疗法、梅花针疗法、艾灸疗法、穴位注射疗法、穴位激光照射疗法、腧穴红外线照射疗法、穴位微波照射疗法、穴位磁疗法和埋线疗法等,其中以手针疗法应用得较多,有通过持针手的机械刺激和手部穴位电针刺激两种形式。有些人有畏针恐惧心理,导致针刺不易为一些人所接受,可在手穴针刺的部位用非损伤疗法的指压、压豆法或钝物等进行刺激。手部的穴位分为经穴、经外奇穴和感应点、反射区,但是各学者提出的手部反射区域图差异较大。比较经典和权威的著作有朱振华的《手针新疗法》,盛燮荪等的《手穴疗法治百病》,程爵棠、程功文的《手部疗法治百病》和王富春、高颖等的《中国手针疗法》。具体实践应用以找到压痛点的方法最为简单和实用有效,通过局部刺激达到调整整体功能的目的。手穴治疗应用起来方便,有利于预防、保健、治疗和教学,对提高人们的健康水平有很大帮助。

(一)手部疗法的适用范围与禁忌证

本疗法的适用范围广,能治疾病多,但也有禁忌证。本疗法与其他民间疗法一样,仍在发展中。这里所讲的,仅是根据文献资料和笔者的临床实践体会所及,实际上内容比本书所收治的还要多。现介绍如下。

1. 适用范围　本疗法适应证多,范围广泛,凡内科、妇科、儿科、男科、骨伤科、外科、皮肤科、眼科与耳鼻咽喉科等各科内外诸多疾病均可治疗,而且见效快、疗效好。例如适用于内科的感冒、头痛、支气管炎、支气管哮喘、高血压、冠心病、胃脘痛、呕吐、胃下垂、胆囊炎、腹胀、便秘等;妇科的月经不调、痛经等;

儿科的小儿感冒、发热、咳嗽、厌食、腹泻、尿床等;男科的阳痿、早泄、前列腺炎等;外科的乳腺炎、阑尾炎、痔疮等;骨伤科的落枕、颈椎病、腰椎间盘突出症等,都有较好的疗效。同时还可广泛用于保健强身,延年益寿。

必须说明的是,病有轻重,证有虚实,在上列适应证中有些可单独使用本疗法治好,有些可以按摩为主,或针刺、药疗为主,或三法配合使用,或配合其他疗法治疗;有些病症本疗法仅起到辅助治疗作用。在本疗法治疗无效时,可调整治疗方案;或改用其他疗法施治,以免贻误病情。

2. 禁忌证 为了避免不必要的医疗事故发生或延误患者的治疗,下列病症应当禁用或慎用本疗法。

(1)某些外科急腹症,如肠穿孔、胃穿孔等禁用本疗法,阑尾炎禁用按摩。

(2)多种急性传染病、急性高热病症,如肠伤寒、霍乱、性病、败血症禁用本疗法。

(3)各种骨关节结核、骨髓炎、骨肿瘤、骨折禁用本疗法,但骨折整复位后可配合按摩。

(4)血液病及有内脏出血性疾病,如脑出血、上消化道出血等禁用本疗法。

(5)各种急性中毒,如食物、煤气、药物等中毒慎用本疗法。

(6)急性脏器功能衰竭,如心、肾、呼吸衰竭等禁用本疗法,急性期过后可配合本疗法治疗。

(7)精神病患者发作期不宜按摩。

(8)有严重的皮肤溃烂、出血及传染性皮肤病,严禁发作时按摩,针刺、药疗仅作辅助之用。

(9)严重心脏病、高血压及脑、肺、肝、肾病等慎用本疗法。

(10)妇女妊娠期间、经期或产后恶露未净,禁用按摩。

此外,手部及上肢有固定疾病者,也不宜使用本疗法,因已失去本疗法的治疗作用。按摩手法不熟练,忌用外力强力刺激(按摩)穴位,以免造成手部伤害。

以上所列禁忌证并不是绝对禁用本疗法,在有的阶段,有的疾病仍可配合用本疗法治疗。

(二)手疗的特点

1. 效果显著 手部疗法是一种操作简单但疗效显著的保健与治疗方法。

手部疗法利用一定操作手法对机体进行机械刺激,从而达到预防和治疗疾病的目的,具有疏通经络,调和气血,平衡阴阳的作用,能改善脏腑的生理功能,提高机体的免疫力。

研究表明,手部疗法能有效扩张毛细血管,继而促进全身血液循环,改善机体新陈代谢,使萎缩的肌肉组织得到新生、异常的脏腑器官得到修复。因此,手部按摩疗法具有效果显著的特点。

2. 无副作用　手部疗法是利用机械原理带动化学变化的过程,因此只要方法得当,不会产生副作用。手部按摩能改善机体的新陈代谢,同时引起血液成分的变化。手法正确,不仅不会给机体带来任何不良反应,还能有效提高机体免疫力,增强机体抵御外邪的能力。

3. 便捷实用　手部疗法不需要复杂工具,也不需服用药物,而且不受时间、地点的限制,只需操作者用手指在患者手上的特定部位一压一松便可。当然,这种点压必须有规律、有节奏才行,也就是必须遵循手部按摩的方法,不然起不到良好的效果。所以,只要掌握了一定的方法、手法,就可以为自己或别人解除痛苦。

4. 早诊断、早治疗　人体经络之间互相连通、互有联系,故作用于某些特殊的部位,就能达到疏通全身经络、调节机体阴阳的目的。《灵枢·海论》中记载:"夫十二经脉者,内属于脏腑,外络于肢节。"此外,人的双手也分布有很多穴位,且这些穴位是许多经络的起点,如属于心包经井穴的中冲穴就位于中指指端。可见作用于手部穴位可以起到舒筋活络的按摩效果。

双手除了分布许多穴位外,还有与机体各个脏腑、器官相对应的部位,通过检查这些部位疼痛与否,就能判别脏腑、组织的生理功能正常与否。比如,如果一个人的手掌颜色不均,青一块、紫一块,说明循环系统可能出现障碍;如果按压一个人的手背胸腹区时,出现难以忍受的疼痛,则提示这个人的肠胃可能发生了病变。所以,手部按摩疗法能及早发现机体的疾病,从而达到早预防、早诊断、早治疗的目的。

5. 易推广、易普及　手部疗法操作方法简单易学,不仅不会引起不良反应,而且非常适合广大人民群众学习,以起到强身健体的作用。而且手部疗法有及早预防、诊断疾病的特点,能在未病之前就将致病因素除去。同时,对于某些疾病,手部疗法还能快速、有效地缓解症状。综上,手部疗法是一种应被推广、普及的"绿色治疗方法"。

（三）手疗的功效

手疗对人体各脏腑器官的保健、治疗作用,主要体现在祛邪与扶正两大方面。具体可归纳为汗、泻、和、补、温、清、消、通八法。

1. 汗 汗即发汗、发散。《黄帝内经》载"其在皮者,汗而发之",按摩手穴(区)能够开泄腠理,使外感六淫之邪随汗而解,起到散寒解表的作用。

2. 泻 泻即排泄。《黄帝内经》载"中满者,泻之于内",按摩手穴(区)能够加强肠道蠕动,使停留于肠胃的宿食、痰结、瘀血等排出体外,净化人体内环境,解除疾病。

3. 和 和为调和、和解。当人体因气血不和、经络不畅、阴阳失调引发不适或病症,且不宜以发散、泻下等方式调理时,对某些手穴(区)进行按摩,可调和脏腑,使之功能相互协调,达到消除病邪的目的。

4. 补 补即补益。《黄帝内经》载"虚则补之""损者益之",对于气血亏虚,脏腑功能不足者,采用补法按摩可扶正祛邪,消除虚弱症状。

5. 温 温即温热。《黄帝内经》载"寒者温之",对于虚寒证、阴寒证通过按摩能够激发阳气,起到温经通脉,温里止痛的作用。

6. 清 清即清火,自古就有"热者寒之"的说法。某些手穴(区)有清热解毒的作用,按摩后有清内热,除烦躁,平肝火,祛心火的作用。

7. 消 消即消散。《黄帝内经》载"坚者消之""结者散之",通过手穴(区)按摩可以将体内已经形成的痰湿之瘀渐消缓散,起到消食化滞,消肿散结等作用。

8. 通 通即疏通。当人体经络、血管发生"堵塞"时,按摩手穴(区)能调畅气血,使人体各部位充分放松。

手疗这八种方法并非孤立的,有些方法可以互相包含,而有些方法则能互补,使用时通常需要使用两种以上方法,才能达到治病保健的作用。

（四）手疗的方法

手部疗法方式多种多样,常用的治疗方法有手针疗法、手指点穴疗法、手部按摩疗法、手部熏洗疗法、手部艾灸疗法等。

1. 手针疗法 手针疗法是以经络理论为基础,通过采用毫针刺激手部一些特定的穴位以疏通经脉,调和气血,平衡阴阳来治疗全身疾病的一种疗法。

20世纪70年代,中医学者们在针刺手部穴位可以治疗身体相应部位病症的启发下,以经络学说为基础,发展并形成了手针疗法。之后,各地医家通过

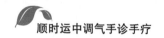

自己的临床实践,对手针疗法提出了许多新见解,如朱振华提出手针常用穴位159个,呈规律排列;方云鹏发现在手上存在着三个缩小的人形,分别排列和互相重叠于手的不同部位,反映穴区和针刺系统,提出手相针理论,其穴区分布主要是由手伏象、手伏脏、桡倒象、桡倒脏、尺倒象、尺倒脏六部分组成;王新明绘制了手部十四经分布图——手经图等;中国台湾吴若石对手针疗法进一步补充,提出手病理按摩法。韩国柳泰佑发明的高丽手指针法,也逐渐被国内医生认识并应用于临床,促进了手针疗法的发展。因手部疗法简单、方便、灵验、经济,深受患者的欢迎。

2. **手指点穴疗法**　手指点穴疗法在我国有悠久的历史,晋代葛洪的《肘后备急方》里就有指尖掐压治病的经验记载。如用拇指尖掐压合谷穴治疗牙痛、头额痛、腹痛等疗效显著;掐压少商、商阳穴可治疗喉痛等。

手指点穴是以手指代替针具,在患者手上特定穴位或部位进行刺激,以达到治疗疾病的目的的一种疗法。因该疗法具有安全可靠、操作简单、易于掌握等优点,广泛被人们使用。

3. **手部按摩疗法**　手部按摩疗法是使用按、揉、戳等手法刺激手部的相应区域或穴位,起到预防及治疗疾病目的的一种疗法。该疗法具有操作简便、疗效可靠等优点,深受大众喜爱。

4. **手部熏洗疗法**　手部熏洗疗法是将中草药用水煎煮后倒入盆中,趁热熏洗手部并不停地揉擦患处或反射区来防病治病的一种疗法。该疗法可促进血液循环,促进反射区相应的组织器官功能的恢复。

5. **手部艾灸疗法**　手部艾灸疗法是对手部一定穴位或部位进行艾灸以刺激经络,达到治疗和保健的目的来治疗疾病的方法。具体操作时有艾条灸、艾炷灸、隔姜灸等。

第三节　手诊手疗的中医基础理论

"顺时运中调气"手诊手疗,是一种立足于手诊、手疗,配合传统中医经络理论的新式疗法。基于此,笔者形成了"落脏-归经-点穴"的诊疗思路。落脏,即根据中医基础理论中的脏腑理论,判断病变脏腑;归经,即要熟知手部六条经络的循行部位,治疗时需取相关经络的手肘至手腕部位进行直推;点穴,即在手诊手疗的基础上,配合中医传统常用穴位进行治疗。笔者根据多年临床经验,发现结合穴位疗法,有助于提高疗效。

一、落脏——五脏六腑

(一)心

古人说:"心者,五脏六腑之大主也,精神之所舍也。"表明心在脏腑中居于首位,是机体各项生理功能活动的中枢。在胸腔之内,有心包络裹护在表。其主要作用为:"主血脉,主精神,主汗,开窍于舌,其华在面部。"心与小肠是相为表里的器官。心脏是血液在体内循环的源泉。"心主血脉"说的是人体内所有的血液都通过脉道流动,依靠心脉传导至身体各处,起到滋养和濡润的功能。所谓"脉",就是血管,也就是经络,是气血之源,也就是经络。血在身体中的流动依赖于"心"与"脉"的共同配合。心、脉、血是相互独立的体系。该体系的生理功能主要由心脏提供,并依赖于它的正常跳动。

中医理论认为,心脉的正常跳动,是由心气决定的。只有心气充盛,心律、心率才能保持正常,才能让血液在经脉中循着特定的方向流动,为身体的组织、器官提供养分,从而表现为面色红润,脉搏平缓有力等征象。若是心气不足,气血亏虚,就会出现面色发白,脉象淡弱等症状。心气虚损,就会出现气血阻滞,血液循环不畅,出现面色苍白,唇舌青紫,心前区闷痛等症状。《素问·六节藏象论》有云:"心者……其华在面,其充在血脉。"

(二)肝

肝在腹腔内,横膈下,在右胁下。肝具有藏血、疏泄的功能,其华在爪,为目之所通。它的经脉络于胆,与胆为相表里脏腑,五行之中属木。

肝藏血,肝脏具有贮存血液、调节血量的生理功能,即肝中要储存一定量的血液,抑制阳气的过亢,维持肝的疏泄功能,达到冲和条达的目的。调节血量是重新调控人体各个部位的血液,尤其是外周血液的调节。当一个人在一天中剧烈的运动或是做了一些其他的事情之后,身体就会对血液的需求变得更大。人在休息或睡觉的时候,身体需要的血液量下降,而过剩的血液又会被储存在肝脏中。比如,肝藏血功能失调,就会影响身体的正常活动,也会影响各个脏器的正常生理活动,还会导致血液系统的病变。临床上常会出现头昏眼花、筋肉拘急、四肢麻木、不能屈伸、月经紊乱等症状。

肝主疏泄。疏者,通也。泄,疏泄也。肝主疏泄是肝脏的主要功能,体现

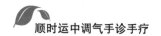

了其"舒展、升发"的生理学特性,在调节周身气机,促进气血津液循环中发挥着关键作用。胆汁的分泌有助于消化,增强脾胃的运化作用,从而使人体的脏腑、组织和脏器的功能得以正常协调。如肝失疏泄,气机失常,就会出现闷闷不乐、多疑善虑、悲伤欲哭、急躁易怒、失眠多梦、头晕目眩等情绪症状。在消化过程中,会对脾胃的消化、胆汁的分泌和排泄产生影响,从而引起消化功能不良病变、嗳气呕恶、腹胀腹泻等症状,同时也会影响到血液的流动,造成气滞血瘀,从而引起胸闷、胁肋胀痛、痛经等症状。

（三）脾

脾在中焦,左肋、横膈下。其主要生理功能为主运化、主统血、主肌肉,主四肢,其华在唇,通于口腔,其经脉络于胃,与胃为相表里之脏腑。

脾主运化。运,就是转运。化,就是消化和吸收。脾脏主要负责消化、吸收、转运水谷(饮食)精微物质。因为饮食水谷,是身体所需的养分,也是产生气血的重要物质基础,脾主运化水谷精微,因此,脾是气血的生化之源。脾具有促进液体代谢的功能,就是将身体内的液体,输送到身体的各个部位,以保持身体内的水的平衡。如果脾失健运,就会出现纳呆、腹胀、便秘、倦怠、消瘦、营养不良等症状,同时还会有水肿、泄泻、痰饮等症状。

脾主运化,主要依靠脾气,它的特性是以升为本,若脾气不升,并且下陷,就会出现头目眩晕、久泄脱肛、内脏下垂等症状,也可表现为四肢肌肉痿软、乏力等症状。

脾主血,其功能是使血液在经络中流动,而不外溢。如果脾虚,失去统摄之力,就会出现便血、崩漏、紫斑等症状。

（四）肺

肺在胸腔内,左右各一。肺的主要生理功能是主气,司呼吸,主宣发肃降,通调水道。因为肺在五脏之巅,故又名"华盖",其经脉络于大肠,与大肠相表里,五行之中属于金。

肺脏是机体与外界进行气体交换的器官,具有呼吸功能。通过肺部的呼吸,吸收大自然中的清气,将身体中的污浊之气排出,然后再进行吐故纳新,促使气的产生,调节整个身体的"气"的升降出入运动,以确保人体的正常代谢。这样才能保证人体各个组织、器官的正常生理功能。所以,肺主全身之气。如果肺气虚损,则可出现体倦乏力、语言低沉、呼吸急促等症状。

肺主宣发是指利用肺的宣发功能,将卫气、津液输送至全身,以滋养筋骨。

人体汗孔具有散气、调节呼吸的功能。肺与皮毛在生理上有密切联系,两者之间也存在着一定的相关性。如果是外邪入侵,往往会从皮肤进入肺内,会出现肺气不宣的症状,比如恶寒、发热、鼻塞、咳喘等。

肺主通调水道,主要是通过肺的宣发、肃降,对身体内的水液的流动、排出,具有疏通、调节的功能,主要由脾气的转输、肾气的开合来实现。当肺的肃降和疏泄水道的功能失常,就会表现为肺气上逆,如咳嗽、气喘等,水停聚而导致无汗、小便不利、尿少、水肿等症状。

（五）肾

肾脏在腰部,在脊椎两侧,所以《素问·脉要精微论》中有"腰为肾之府"的说法。肾脏者,为"先天之精",是五脏的生机之源,是阴阳之根本。其主要的生理作用为藏精,为先天之本,为生育之本,为五脏之本。"主生长,主发育,主生殖,主水,主骨髓,主耳及二阴。"其经脉络于膀胱,与膀胱相表里。

肾藏精的作用主要体现在生长发育及生殖两个方面。肾元是人体生殖功能及生长发育的重要物质基础。俗话说:肾气充足,百病除。精是机体的基础,是机体各项生理活动的基础。

肾主水液,这是因为肾脏具有调控和调节身体内水液代谢平衡的作用。它是人体分泌唾液、促进体液分泌、维持体液代谢稳态的关键。

肾主纳气,意为肾助肺下行之功。呼吸之气藏于肺,其根在肾,肾气充盈,则摄纳调畅,肺气通畅,气息平稳。肾主骨,生髓,精生于髓,骨赖髓而生,一切都要靠肾精和肾气。如肾精亏虚,肾气不足,则出现不孕不育、小儿发育迟缓、筋骨痿软、眩晕、耳鸣、形寒肢冷、腰膝冷痛、小便清长、尿失禁等症。

（六）胆

胆为六腑之首,与肝相通,与肝相为表里。胆的作用是储存和排泄胆汁。胆汁对食物的消化有直接作用。胆汁的化生与排泄受肝之疏泄的调控。当肝的疏泄功能正常时,胆汁的分泌就会顺畅,脾胃的运化能力就会增强。如果肝的疏泄功能不正常,就会使胆汁的储存和排泄不畅,从而影响到脾胃的运化,就会有胁下胀满疼痛、饮食减少、腹胀、便溏、口苦、呕吐黄绿苦水、胆石症、黄疸等症状。

（七）胃

胃,分上、中、下三部,亦称为胃脘部。胃的上半部称为上脘,包含有贲门。胃的中间部分叫作中脘,也就是所谓的胃体;胃的下半部称为脘腹,含幽门。胃具有消化水谷、分解水谷的作用,胃与脾相互表里。脾胃的运化功能协同作

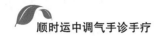

用,将水谷转化为精微供给机体。胃的功能失常,则导致嗳气吐酸水、恶心、呕吐、呃逆等症状出现。

（八）小肠

小肠在腹腔,又称为阑门、大肠之口。小肠具有受盛、化物、分泌清浊等多种生理功能。而糟粕则从大肠中排出,尿液等则渗于膀胱。心和小肠是相通的。小肠是人体内最长的部分,成年人的长度为 5～7 m。如果小肠的生理功能异常,就会出现腹胀、腹痛、呕吐、便秘、腹泻等症状。

（九）大肠

大肠在腹部,大、小肠相交的地方叫阑门,大肠底部叫肛门。经络与肺相连,与肺相表里。大肠具有传导和化物的作用,指接受小肠下输的水谷糟粕,在传导到肛门的时候,又将其中的一些多余的水分吸收,然后转化成为成形的粪便,从肛门排泄出来。如果大肠功能失常,就会表现为大便干燥或溏烂。

（十）膀胱

膀胱在腹内,膀胱与肾相表里。膀胱的主要生理功能是在肾气的作用下,将尿液临时存储起来,积攒到一定程度后,再通过气化的方式,将尿液从身体中排出。如果膀胱功能异常,气化不利,就会出现尿闭、尿急、尿痛等症状。失去了对膀胱的控制,就会表现为尿频、尿失禁、遗尿等症状。

（十一）三焦

三焦属于五脏六腑外,在体内分上、中、下三个部分,三焦与心包互为表里,三焦的作用为主持诸气,总司人体的气化,通行元气,运行水谷和疏通水道。

三焦由上、中、下三部分构成,它们分别与相应的脏器相联系。它们的气化功能各不相同,主要表现在饮纳腐熟、水谷精微的化生敷布、水液代谢和渣滓排出等方面。上焦如雾,主纳气,主呼吸,主血脉,它能将食物中的精气输送到身体各处,滋养皮肤、骨骼、毛孔。中焦如沤,主运化水谷,化食物为营血。下焦如渎,主要负责泌别清浊,排出体内的杂质和新陈代谢的液体。如果三焦水道不通,就会出现水肿、小便不利等症状。

二、归经——手诊手疗常用经络

（一）手太阴肺经

1. 循行　手太阴肺经起于中焦,向下联络大肠,回绕过来沿着胃的上口,向上通过横膈,归属于肺脏,从"肺系"(指气管、喉咙部)横行于侧胸上部浅出体表(中府穴),向下沿上臂内侧于手少阴心经及手厥阴心包经之桡侧,向下直达肘窝中,沿着前臂内侧,到腕后桡骨茎的内侧缘,进入寸口,经过鱼际,沿着鱼际的边缘,出拇指内侧端的少商穴。

该经脉的分支是,从腕后桡骨茎突的上方分出,经手背,直达示指桡侧,出其末端,与手阳明大肠经相连接。

2. 病候　主治咳嗽、气喘、呼吸短促、肺部胀满、心烦口渴、咯血、咽喉肿痛、发热、出汗,缺盆部、肩背及手臂内侧前缘疼痛,或掌中发热等。

3. 腧穴　起于中府终于少商,计 11 穴 ,左右共 22 穴(图 1 - 9)。

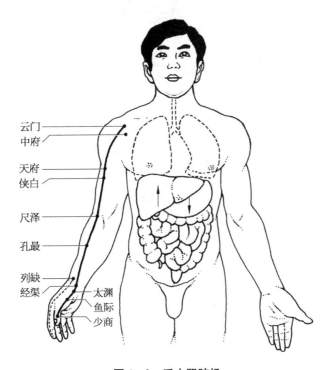

云门
中府
天府
侠白
尺泽
孔最
列缺
经渠
太渊
鱼际
少商

图 1 - 9　手太阴肺经

(二)手阳明大肠经

1. 循行　手阳明大肠经起于示指桡侧末端商阳穴,沿着示指桡侧缘,向上经过第一、二掌骨之间,进入伸拇长肌腱和伸拇短肌腱之间的凹陷处,沿前臂外侧前缘,至肘部外侧的曲池穴,再沿上臂外侧前缘,至肩部的肩髃穴,沿肩峰前沿,向后到第七颈椎棘突下的大椎穴,复折行向前下方进入锁骨上窝,联络

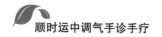

肺脏,向下通过横膈归属于大肠。

该经脉的分支,由缺盆上走颈部,过颊入下齿龈,还出挟口唇。经过足阳明胃经之地仓穴,左右两脉交会于人中穴,左脉走右,右脉走左,分别向上挟于鼻孔两侧迎香穴,上行与足阳明胃经相接。

2. 病候　主治目黄、鼻衄、口干、齿痛、鼻流清涕、咽喉肿痛、颈肿、肠鸣腹痛、泄泻、下赤痢白,颈、肩部及上肢伸侧前缘疼痛等。

3. 腧穴　起于商阳终于迎香,计20穴,左右共40穴(图1-10)。

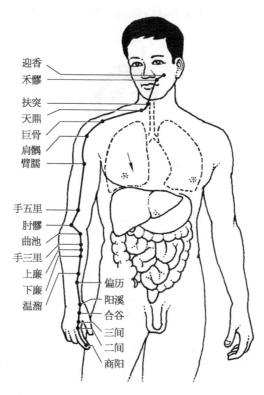

迎香
禾髎
扶突
天鼎
巨骨
肩髃
臂臑
手五里
肘髎
曲池
手三里
上廉
下廉
温溜
偏历
阳溪
合谷
三间
二间
商阳

图 1-10　手阳明大肠经

(三) 手少阴心经

1. 循行　手少阴心经,从足太阴脾经的分支心中开始,向上出属心系(心系为系心之肺动、静脉及主动脉等),回绕向下过横膈,联络小肠。

其支脉从心系分出,夹食管上行,连于目系。其直行的脉从心系上行于肺部,再下行出于腋窝部之极泉,沿上臂内侧后缘,行于手太阴肺经和手厥阴心包经的后面,到肘窝,沿前臂内侧内缘,至掌后豌豆骨部,进入掌内。沿着小指的桡侧,至末端之少冲穴,与手太阳小肠经相连。

2. 病候　主治心痛、心悸、口渴、咽干、胸胁痛、盗汗、失眠、目黄、手心热、厥冷、上肢内侧后缘疼痛等。

3. 腧穴　起于极泉终于少冲,计9穴,左右共18穴(图1-11)。

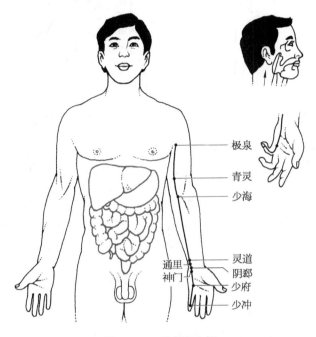

图 1-11　手少阴心经

极泉
青灵
少海
灵道
阴郄
通里
神门
少府
少冲

(四)手太阳小肠经

1. 循行　手太阳小肠经起于手小指尺侧端的少泽穴,沿手掌尺侧缘至腕部,出于尺骨茎突,直上沿前臂后缘,到肘部尺骨鹰嘴和肱骨内上踝之间,沿上臂外侧后缘,出行于肩关节,绕行肩胛部,交会于第七颈椎棘突下大椎穴,再向前进入锁骨上窝,深入体腔,联络心脏,沿着食管,通过横膈,到达胃部,归属于小肠。

该经脉的分支,由缺盆向上经颈侧,过面颊,斜向目外眦交会于足少阳经之瞳子髎穴,复回经手少阳经的和瞳子髎穴进入耳中。另一支脉从面颊部分出,上行经过于目眶下缘之颧髎穴,抵于鼻旁,至目内眦睛明穴,与足太阳膀胱经相连接。

2. 病候　主治耳聋、目黄、咽喉痛、颌部、颊部肿胀疼痛、少腹胀痛、尿频、肩外侧后缘疼痛等。

3. 腧穴 起于少泽终于听宫,计 19 穴,左右共 38 穴(图 1 - 12)。

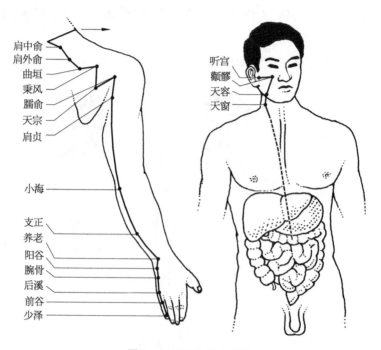

肩中俞
肩外俞
曲垣
秉风
臑俞
天宗
肩贞

小海

支正
养老
阳谷
腕骨
后溪
前谷
少泽

听宫
颧髎
天容
天窗

图 1 - 12 手太阳小肠经

(五)手厥阴心包经

1. 循行 手厥阴心包经,起始于胸中,出来归属于心包络,向下通过横膈,由胸至腹依次联络上、中、下三焦。

该经脉的分支,一支从胸中横行,经胸胁离腋下三寸,复向上至腋下,沿上臂内侧,走在手太阴经与手少阴心经的中间,入肘窝中间,走前臂内侧正中掌长肌腱及桡侧腕屈肌腱之间,入掌中心,主支直下出中指端。

另一支脉,从掌中劳宫穴分出,沿无名指尺侧而到达指端关冲穴,与手少阳三焦经相连接。

2. 病候 主治心痛、心悸、心烦、胸闷、癫狂、面赤、目黄、腋下肿、手心热、上肢拘急、酸痛等。

3. 输穴 起于天池终于中冲,计 9 穴,左右共 18 穴(图 1 - 13)。

(六)手少阳三焦经

1. 循行 手少阳三焦经,起于无名指尺侧端之关冲穴,向上出于第四、五掌骨间,沿手背到腕部,上行尺骨和桡骨之间,通过肘尖,沿着上臂外侧,向上

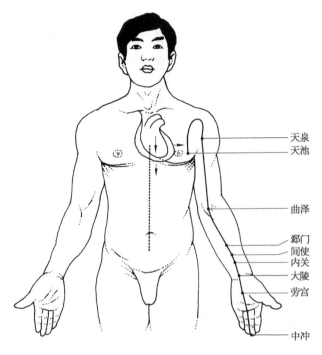

图 1 - 13 手厥阴心包经

到达肩部,交出足少阳经的后面,向前进入锁骨上窝,分布于胸中,联络心包,向下通过横膈,依次归属于上、中、下三焦。

该经脉的分支,一支由两乳间膻中分出,上行缺盆,经侧颈和耳后,上走耳上角交会于足少阳经之悬厘、颔厌,下行面颊至眼下交会于手太阳经之颧髎穴。另一支脉由耳后翳风穴进入耳中,复出走向耳前,交会于手少阳经的听宫穴,经足少阳经的上关穴前面,与上述下颊之脉相交于颊部,而至目外眦,抵眉外端,终于本经之丝竹空穴,与足少阳胆经相连接。

2. 病候 主治耳聋、咽喉肿痛、目外眦痛、颊肿,耳后、肩、臂、肘外侧痛,无名指不能运动,汗出、遗尿、水肿等。

3. 腧穴 起于关冲终于丝竹空,计23穴,左右共46穴(图1-14)。

三、点穴——手疗常用腧穴

(一)上肢腧穴

1. 少商穴

部位:拇指桡侧,距指甲角后约0.1寸处。

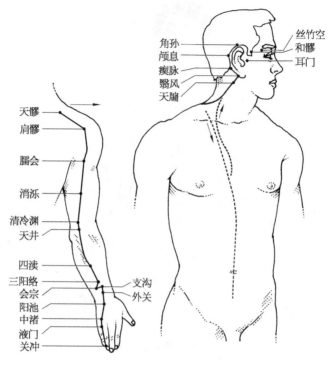

图 1-14　手少阳三焦经

主治：扁桃体炎、腮腺炎、中风昏迷、感冒、发烧、咳嗽、肺炎、咯血、重舌、鼻衄、小儿消化不良、精神分裂症、咳逆、项肿、小儿乳蛾。

2. 商阳穴

部位：示指桡侧，距指甲角约 0.1 寸处。

主治：中风昏迷、高热、牙痛、咽喉痛、热病汗不出、耳聋耳鸣、喉痹不能言、手指麻木、胸中气满、喘咳支肿、青盲、面疔、脑出血、肩背痛。

3. 二间穴

部位：示指桡侧第二掌指关节前凹陷处。

主治：喉炎、上下牙痛、鼻出血、面神经麻痹、三叉神经痛、喉痹、肩背疼、多卧善唾、振寒、多惊、伤寒、头痛、口喎、热病等。

4. 三间穴

部位：示指桡侧第二掌骨小头后方凹陷处。

主治：牙痛、咽喉痛、三叉神经痛、手背红肿、扁桃体炎、眼病、目眦痛、喉痹、胸满肠鸣、寒热、肩背神经痛、唇口干、身热、喘息、便秘、多卧善唾、疟疾。

5. 合谷穴

部位：拇、示两指伸张时，在第一、二掌骨中间，稍偏示指处。

主治：感冒、五官科疾病、面神经麻痹、神经衰弱、偏瘫、头痛、目痛、目翳、鼻衄、耳聋、鼻塞、牙痛、齿神经痛、牙关紧闭、口眼歪斜、扁桃体炎、热病无汗、腮腺炎、角膜白翳、小儿惊风、荨麻疹、腹痛、胃痛、手背挛痛、喉痹、疔疮。

6. 阳溪穴

部位：拇指向上翘时，在伸拇长、短肌腱之间凹陷中。

主治：扁桃体炎、小儿疳积、肘腕关节痛、腕关节及周围软组织疾病、头痛、目赤肿痛、耳鸣、耳聋、牙痛、舌根痛、小儿消化不良、目翳、喉痹、肘臂不举、腕部腱鞘炎。

7. 鱼际穴

部位：仰掌，在第一掌骨中点之桡侧，赤白肉际处。

主治：头痛眩晕、扁桃体炎、精神失常、咽喉痛、失音不语、掌中热、心悸、咳嗽、咳血、发热、哮喘、咯血、小儿疳积、喉痹、失音、疟疾、腹痛、胸背痛、醉酒。

8. 少府穴

部位：在手小指指掌关节后方，在第四、五掌骨之间，与劳宫穴相平。

主治：风湿性心脏病、心律不齐、心悸、心绞痛、间歇热、精神病、小便不利、遗尿、胸痛、阴部瘙痒、小指拘挛、癔病。

9. 少冲穴

部位：手小指桡侧，距指甲角旁 0.1 寸处。

主治：高热、中风昏迷、小儿惊厥、喉炎、肋间及上肢神经痛、一切心脏疾患、悲喜不常、喉痹、舌根痛、热病烦躁不安、乍寒乍热、黄疸、癔病、癫狂。

10. 少泽穴

部位：手小指尺侧，距指甲角后 0.1 寸处。

主治：头痛、乳腺炎、乳汁分泌不足、中风昏迷、心痛、耳聋、热病、短气、胸胁痛、目翳、黄疸、咽喉炎、前臂神经痛。

11. 前谷穴

部位：在手掌尺侧缘、第五指掌关节前，在节前横纹端。

主治：乳腺炎、手指麻木、目翳、耳鸣、喉痹、咳嗽胸满、肘臂腕中痛、肘挛，头痛、项强、咽肿、妇人产后无乳。

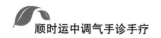

12. 后溪穴

部位：轻握拳，在手掌尺侧缘第五指掌关节后横纹头，在第五掌骨小头后之尺侧赤白肉际凹陷中。

主治：疟疾、癫痫、精神分裂症、癔病、肋间神经痛、盗汗、落枕、聋哑、腰痛、头项强痛、目赤痛、目翳、耳鸣、肘臂及手指挛急。

13. 腕骨穴

部位：轻捏拳，在手掌尺侧缘，在第五掌骨与钩骨、豌豆骨之间凹陷处。

主治：腕、肘及指关节炎、臂腕痛、五指掣挛、头痛、耳鸣、颊肿、目疾、项强、热病汗不出、喉痹、呕吐、胃炎、胆囊炎、黄疸、胁痛、糖尿病。

14. 阳谷穴

部位：在腕关节尺侧凹陷处，在尺骨茎突与三角骨之间。

主治：腮腺炎、精神病、耳聋耳鸣、热病汗不出、胸胁痛、颈颔肿、齿龈炎、手腕痛、小儿疳积、眩晕、往来寒热。

15. 劳宫穴

部位：掌中央，第二、三掌骨之间，在屈指握拳时，中指指尖所点处。

主治：中风昏迷、中暑、心绞痛、小儿惊厥、口腔炎、精神病、手掌多汗症、纳差、黄疸、呕吐、手颤、鹅掌风、手掌及手指麻木、口臭、口疮、扁桃体炎、癫狂、癔病。

16. 中冲穴

部位：手中指指端，距指甲约 0.1 寸处。

主治：中风昏迷、休克、中暑、心绞痛、高热、舌强不语、热病烦心、身热如火、头痛如破、肘中痛、掌中热、心闷汗不出、耳鸣、小儿多哭夜惊。

17. 关冲穴

部位：手无名指尺侧端，距指甲角后约 0.1 寸处。

主治：热病、喉炎、结膜炎、头痛、头眩颔痛、耳聋、耳鸣、胸中气噎、不嗜食、三焦邪热、目翳、舌卷、唇焦。

18. 液门穴

部位：在手背第四、五指缝间，即掌指关节前凹陷中。

主治：头痛、咽喉炎、耳聋、耳鸣、手臂痛、手指肿痛、疟疾、寒热、善惊、目涩。

19. 中渚穴

部位：在手背第四、五掌骨间，掌指关节后凹陷处。

主治：聋哑、耳鸣、头痛、眩晕、目赤、目翳、咽喉炎,肩、肘、臂疼痛,五指不能屈伸、胁间神经痛、视物不明、肩背痛、热病。

20. 阳池穴

部位：在手背第三、四掌骨直上,腕横纹凹陷处,即指总伸肌腱与小指固有伸肌腱之间。

主治：腕关节及周围软组织疾患、感冒、扁桃体炎、消渴口干、目红肿、肩臂痛、耳聋、喉痹、腕痛无力、热病、指痛、手颤、手痛、胁痛、蛇咬伤。

21. 落枕穴

部位：手背第二、三掌骨间,掌指关节后5分处。

主治：落枕、肩背痛、手麻、腰扭伤、项痛、头痛、胃痛。

22. 内关穴

部位：前臂掌侧,当曲泽与大陵的连线上,腕横纹上2寸,掌长肌腱与桡侧腕屈肌腱之间。

主治：心痛、心悸、胸闷、胸痛、胃痛、呕吐、呃逆、失眠、癫痫、上肢痹痛、偏瘫、手指麻木。

23. 大陵穴

部位：腕掌横纹的中点处,当掌长肌腱与桡侧腕屈肌腱之间。

主治：口臭、心痛、心悸、胃痛、呕逆、吐血、胸胁痛、癫狂、腕关节痛。

24. 阴郄穴

部位：前臂掌侧,当尺侧腕屈肌腱的桡侧缘,腕横纹上0.5寸。

主治：心痛、惊悸、骨蒸盗汗、吐血、衄血、暴喑。

25. 列缺穴

部位：前臂内侧,腕掌侧远端横纹上1.5寸,拇短伸肌腱和拇长展肌腱之间。(简易取穴：左右手两手虎口交叉,拇指在掌心,其他四指在手背,示指平行伸过去,示指指尖按到的地方,其上端按压有酸胀麻痛感)

主治：项强、偏头痛、口眼歪斜、咳嗽、气喘、咽喉痛、半身不遂、牙痛。

26. 曲池穴

部位：肘横纹外侧端,屈肘,当尺泽与肱骨外上髁连线中点。

主治：手臂痹痛、上肢不遂、热病、高血压、癫狂、腹痛、吐泻、咽喉肿痛、齿痛、目赤肿痛、瘾疹、湿疹、瘰疬。

除外手部穴位,背部、腹部、头部、下肢腧穴亦对治疗疾病有着较佳的疗

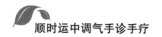

效,可结合手疗使用,以下为笔者在临床中常用穴位。

(二)背部腧穴

1. 定喘穴

部位:俯卧位或正坐低头,穴位在背部,第七颈椎棘突下,旁开0.5寸处。

主治:哮喘、支气管炎、支气管哮喘、百日咳、落枕、肩背痛。

2. 大椎穴

部位:第七颈椎棘突下凹陷处。

主治:热病、疟疾、咳嗽、喘逆、骨蒸潮热、项强、肩背痛、腰脊强、角弓反张、小儿惊风、癫狂痫证、五劳虚损、七伤乏力、中暑、霍乱、呕吐、黄疸、风疹。

3. 肺俞穴

部位:位于第三胸椎棘突下,后正中线旁开1.5寸。

主治:咳嗽、气喘、吐血、骨蒸、潮热、盗汗、鼻塞。

4. 肝俞穴

部位:在背部,当第9胸椎棘突下,旁开1.5寸。

主治:黄疸、胁痛、胃痛、吐血、衄血、眩晕、夜盲、目赤痛、青光眼、癫狂、痫症、脊背痛、急慢性肝炎、胆囊炎、神经衰弱、肋间神经痛等。

5. 心俞穴

部位:在背部,当第5胸椎棘突下,旁开1.5寸。

主治:心痛、惊悸、咳嗽、吐血、失眠、健忘、盗汗、梦遗、癫痫、胸痛、心悸亢进、晕车、头痛、恶心欲吐、神经症。

6. 脾俞穴

部位:在背部,当第11胸椎棘突下,旁开1.5寸。

主治:腹胀、腹泻、痢疾、呕吐、纳呆、水肿。

7. 肾俞穴

部位:位于腰部,当第2腰椎棘突下,旁开1.5寸。

主治:遗精、阳痿、遗尿、溺血、泄泻、头昏、目眩、耳鸣、耳聋、虚喘、月经不调、赤白带下、痛经、水肿、腰痛、肾盂肾炎、支气管哮喘、坐骨神经痛、神经衰弱。

(三)腹部腧穴

1. 中脘穴

部位:位于上腹部,当前正中线上,脐中上4寸。

主治：胃痛、呕吐、呃逆、反胃、腹痛、腹胀、泄泻、痢疾、疝疾、黄疸、水肿。

2.大横穴

部位：肚脐水平旁开4寸。

主治：腹痛、泄泻、便秘、痢疾，以及肠蛔虫症。

3.期门穴

部位：乳头直下，在第6肋间隙，前正中线旁开4寸。

主治：胸胁胀满疼痛、呕吐、呃逆、吞酸、腹胀、泄泻、饥不欲食、胸中热、喘咳、奔豚、疟疾、伤寒热入血室。

4.天突穴

部位：在颈部，当前正中线上，胸骨上窝中央。

主治：气喘、咳嗽、暴喑、咽喉肿痛、呕逆、瘿瘤、梅核气。

5.气海穴

部位：在下腹部，前正中线上，当脐中下1.5寸。

主治：虚脱、厥逆、腹痛、泄泻、月经不调、痛经、崩漏、带下、遗精、阳痿、遗尿、疝气及尿潴留、尿路感染、肠梗阻。

6.关元穴

部位：在下腹部，前正中线上，当脐中下3寸。

主治：中风脱证、肾虚气喘、遗精、阳痿、疝气、遗尿、淋浊、尿频、尿闭、尿血、月经不调、痛经、经闭、带下、崩漏、腹痛、泄泻、痢疾及尿路感染、功能性子宫出血、子宫脱垂、神经衰弱、晕厥、休克。

7.天枢穴

部位：位于腹部，横平脐中，前正中线旁开2寸。

主治：遗精、阳痿、遗尿、溺血、泄泻、头昏、目眩、耳鸣、耳聋、虚喘、月经不调、赤白带下、痛经、水肿、腰痛及肾炎、肾盂肾炎、支气管哮喘、坐骨神经痛、神经衰弱。

8.膻中穴

部位：位于腰部，当第2腰椎棘突下，旁开1.5寸。

主治：腹痛、腹胀、便秘、腹泻、痢疾、月经不调、痛经。

（四）头部腧穴

1.迎香穴

部位：在面部，鼻翼外缘中点旁，鼻唇沟中。

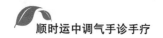
主治：鼻寒、鼻衄、鼻息肉、多涕、目赤肿痛、口眼歪斜、面痛、唇肿、面部如蚁走感、丹毒、荨麻疹等。

2. 风池穴

部位：胸锁乳突肌与斜方肌上端之间的凹陷中，平风府穴。

主治：头痛、眩晕、目赤肿痛、鼻渊、耳鸣、中风、不寐、癫痫、颈项强痛。

3. 攒竹穴

部位：在面部，眉头凹陷中，额切际处。

主治：头痛、目眩、目翳、目赤肿痛、迎风流泪、近视、眼睑眴动、眉棱骨痛、急慢性结膜炎、面神经麻痹。

（五）下肢腧穴

1. 太冲穴

部位：在足背，当第一、二趾骨结合部前方凹陷处。

主治：头痛、眩晕、目赤肿痛、口眼歪斜、郁证、胁痛、腹胀、呃逆、下肢痿痹、行路困难、月经不调、崩漏、疝气、遗尿、癫痫、小儿惊风。

2. 行间穴

部位：在足背，当第一、二趾间，趾蹼缘的后方赤白肉际处。

主治：目赤肿痛、青盲、失眠、癫痫、月经不调、痛经、崩漏、带下、小便不利、尿痛。

3. 足临泣穴

部位：在足背外侧，当足四趾本节（第四趾关节）的后方，小趾伸肌腱的外侧凹陷处。

主治：头痛、目外眦痛、目眩、乳痈、瘰疬、胁肋痛、疟疾、中风偏瘫、痹痛不仁、足跗肿痛。

4. 京骨穴

部位：在足外侧，第五跖骨粗隆下方，赤白肉际处。

主治：头痛、项强、目翳、腰腿痛。

5. 束骨穴

部位：在足外侧，足小趾本节（第五跖趾关节）的后方，赤白肉际处。

主治：癫狂、头痛项强、腰腿痛、肛门痛。

6. 丰隆穴

部位：在小腿前外侧，当外踝尖上8寸，条口外，距胫骨前缘二横指（中指）。

主治：头痛、眩晕、痰多咳嗽、呕吐、便秘、水肿、癫狂痫、下肢痿痹。

7. 涌泉穴

部位：在足底部，卷足时足前部凹陷处，约当第二、三趾趾缝纹头端与足跟连线的前 1/3 与后 2/3 交点上。

主治：头顶痛、头晕、眼花、耳鸣、耳聋、咽喉痛、舌干、失音、小便不利、大便难、小儿惊风、足心热、癫疾、霍乱转筋、昏厥。

8. 太溪穴

部位：在足内侧，内踝后方，当内踝尖与跟腱之间的凹陷处。

主治：头痛目眩、咽喉肿痛、齿痛、耳聋、耳鸣、咳嗽、气喘、胸痛咳血、消渴、月经不调、失眠、健忘、遗精、阳痿、小便频数、腰脊痛、下肢厥冷、内踝肿痛。

9. 昆仑穴

部位：在足部外踝后方，当外踝尖与跟腱之间的凹陷处。

主治：急性腰痛、足跟肿痛、难产、头痛、项强、目眩、鼻衄、小儿惊风。

10. 内庭穴

部位：在足背，第二趾与第三趾之间，趾蹼缘后方赤白肉际处。

主治：齿痛、咽喉肿病、口歪、鼻衄、胃病吐酸、腹胀、泄泻、痢疾、便秘、热病、足背肿痛。

11. 阳陵泉穴

部位：在小腿外侧，当腓骨小头前下方凹陷处。

主治：半身不遂，下肢痿痹、麻木，膝肿痛，脚气，胁肋痛，口苦，呕吐，黄疸，小儿惊风，破伤风。

12. 阴陵泉穴

部位：当胫骨内侧髁后下方凹陷处。

主治：腹胀、水肿、黄疸、泄泻、小便不利或失禁、遗精、月经不调、赤白带下、膝胫酸痛。

13. 复溜穴

部位：在小腿内侧，太溪直上 2 寸，跟腱的前方。

主治：泄泻、肠鸣、水肿、腹胀、腿肿、足痿、盗汗、脉微细、身热无汗、腰脊强痛。

14. 足窍阴穴

部位：在第四趾末节外侧，距趾甲角 0.1 寸。

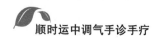

主治：偏头痛、目眩、目赤肿痛、耳聋、耳鸣、喉痹、胸胁痛、足跗肿痛、多梦、热病。

15. 承山穴

部位：在小腿后面正中，委中与昆仑之间，当伸直小腿或足跟上提时，腓肠肌肌腹下出现尖角凹陷处。

主治：痔疮、便秘、腰腿拘急疼痛。

16. 公孙穴

部位：第一跖骨基底部的前下方，赤白肉际处。

主治：胃痛、呕吐、腹痛、腹泻、痢疾、心烦、失眠、狂证、逆气里急、气上冲心（奔豚气）。

17. 三阴交穴

部位：内踝尖直上三寸，胫骨后缘。

主治：腹痛、肠鸣、腹胀、泄泻、便溏、月经不调、崩漏、带下、阴挺、经闭、不孕、难产、遗精、阳痿、遗尿、疝气、足痿、瘾疹、失眠、神经衰弱、荨麻疹、神经性皮炎等。

18. 足三里穴

部位：在小腿前外侧，当犊鼻下 3 寸，距胫骨前缘一横指（中指）。

主治：胃痛、呕吐、噎膈、腹胀、泄泻、痢疾、便秘、乳痈、肠痈、下肢痹痛、水肿、癫狂、脚气、虚劳羸瘦。

第二章
顺时运中调气手诊手疗研究进展

第一节　顺时运中调气与手诊

一、顺时

《素问·上古天真论》提道："其知道者,法于阴阳,和于术数,食饮有节,起居有常,不妄作劳,故能形与神俱,而尽终其天年,度百岁乃去。""夫上古圣人之教下也,皆谓之虚邪贼风,避之有时,恬淡虚无,真气从之,精神内守,病安从来?"顺时思想,是基于天人相应的理论,使人体顺应自然四季、昼夜的变化规律,保持机体与自然之间的平衡及其自身阴阳平衡的方法。其中,四时阴阳变化明显,物候差异较大,对人体影响尤为突出。

在我国,正常人的手掌呈淡红色,有光泽。但是,不同的季节、不同的地域、不同的年龄、不同的职业也会造成差异。中医学五行理论认为,天地万物,皆由木、火、土、金、水五种物质的运动和变化。这五个方面是相互联系、相互制约的,而且是在不断地运动和变化着的。比如春季属木,在五色中是青色,在五脏为肝,六腑为胆,五官为目,因此,春季人体的手掌颜色在普通的颜色中略显青色,特别是在手掌的肝、胆、目区域。夏季属火,五行中的火为红色,在五脏中为心,六腑为小肠,五官为舌,因此,夏季的手掌颜色是正常的,而在手掌的心脏、小肠、口腔等部位,则会呈现出淡淡的红色。长夏(六月)属土,五行之中,土为黄褐,五脏为脾,六腑为胃,五官为口,因此,长夏之时,手掌的肤色会呈现出淡黄色,特别是手掌的脾、胃、口腔等部位。要注意的是,在长夏期

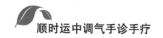

间,因为季节的原因,手掌颜色的变化比其他季节要小得多,要细心观察,才能慢慢领悟。秋季,手掌的颜色会比平时略显苍白,主要体现在手掌的肺、大肠、鼻等部位。冬季属水,水属五色,在五脏属肾,六腑为膀胱,五官为耳,因此在冬季,手掌的颜色会比正常的颜色略深一些,即手掌的颜色比较深,不够亮,特别是肾、膀胱等部位。

二、运中

中焦脾胃作为后天之本,为人体物质生成之源,作为上、中、下三焦的枢纽,维持着气的升降出入,进而影响血、津、液、精等物质的正常运行和转化。所以,调气的根本是调中焦之气,但调气的过程不是简单的升降出入,而是各种物质的运行转化,所以运中才能体现出这种复杂而精妙的变化。脾胃功能欠佳,手诊体现如下。

如有黄茧者,说明胃部湿热或有慢性炎症;如有鲜红色针刺状斑点,则说明胃出血;如有白色斑点,并且无明显凹凸不平,表明胃虚或有炎症;如有暗青、暗黄,且皮肤干枯或凹陷,则说明胃虚或胃内气血瘀滞,经络阻塞。

掌中鱼际处的纹路呈青色,说明胃中有寒气,若为红色,说明胃中有热;若为黑色,说明胃中有血瘀。

正常人的手掌软硬薄适中,有弹性;若过瘦,则说明人的消化功能、脾运化功能不佳;若整掌僵硬,缺乏弹性,且掌色暗淡,则说明脾胃气虚,消化不良。

两手发冷,女性常见,是脾胃虚寒,消化吸收能力欠佳的表现,可伴有腹泻,疲倦乏力。

两手出汗,常见心脾两虚,易出现疲劳、身体乏力等状况。

指甲处半月痕情况反映人体气血循环状况,半月痕清晰明显,表明脾胃消化功能良好,半月痕模糊甚至消失,说明脾胃消化功能不良。

若地纹起始点偏重于拇指侧,纹线细小且颜色浅,则说明脾胃功能较差。

如果地纹出现岛纹,则说明人的脾胃气弱,有病变,极易发生消化不良等疾病;若地纹的末端靠近大鱼际处有筋,则说明肠胃功能失调或便秘。

三、调气

气在人体运行中的作用至关重要。气、血、津、液、精等均是构成人体和维持人体生命活动的基本物质,气分为元气、宗气、营气、卫气。这几种气均赖胃化生的水谷精微不断地补充,其中气相互转化,而所有的气在脏腑组织的功能活动和神的主宰下,转化、促进或抑制着人体其他重要的基础物质(血、津液、精等)的生成、运行和转化。如此,人体功能才得以正常运行。

气是身体功能的整体体现,也是免疫能力的表现。面色形态,手诊法判定的依据为:红润有光泽,说明机体功能正常;若色泽晦暗,说明体内阳气缺乏,身体的抵抗力较弱。

现代物理研究表明,人的身体表面可以发出极弱的可见光,其波长范围在 3 800～4 200 埃之间。发光强度与年龄、性别、体质及生理改变等因素相关,是机体所特有的功能改变。这与中医学"望气"之内涵具有相当的对应关系。

望气时,不仅要看整个手掌,更要看"位",也就是脏腑对应的区域,要综合考虑患者的年龄、性别、职业和生活习惯,才能对"有气"或"无气"做出全面、准确的判断。通常情况下,如果整只手都变得灰暗无光,像是被一层黑色的雾气所覆盖,说明身体功能或是免疫力下降,这可能是因为病毒感冒晚期或刚刚痊愈,或出现了高热、肾炎、白血病、肿瘤等系统性反应性疾病。如果只有一小块区域,那就说明对应这个"位"的脏器发生了异常,出现了严重的损伤,影响了患者的预后。

手的光泽会随着内外环境的变化而发生变化,如温度、气候、情绪、生理等。兴奋、刺激、温度升高或激烈运动后,身体进入兴奋状态,新陈代谢加快,血液循环加速,手上的光泽就会显现出来;当天气寒冷、心情低落、疲劳困倦等情况发生时,身体的调节系统会产生一种保护或抑制的反应,从而导致手的光泽度降低。另外,年龄、职业、性别等因素对皮肤的色泽也有一定的影响。年轻人的手掌,通常都是油光水滑的,哪怕是得了重病,也会泛着淡淡的光泽,这是先天元气比较旺盛的缘故;而年纪较大的人,由于长年生活的磨炼,生活、心情、疾病等损耗了大量的精元,则会相对晦暗。体力工作者的手掌通常是深色的,而脑力工作者的手掌则是较为光亮的;女人由于天生原因和注重皮肤保养等原因,手掌比较光滑。人体内的"气"会随着环境的不同而发生细微的改变,但都是在一个特定的范围内进行的,不会太大,也不会太长,所以,在观察的时候,要注意分辨。对变化幅度大、持续时间长,且没有明显诱因的变化,应密切关注。

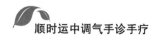
第二节　顺时运中调气与手疗

一、顺时

中医理论中,一年的春、夏、长夏、秋、冬对应的是肝、心、脾、肺、肾五脏,这是中医顺应自然思想的重要体现。春季易使肝旺,肝的功能是主疏泄和藏血,因此,春季养生宜顺应阳气自然升发的特点,以养肝为重点。心为生命之本,为阳中之太阳,应于夏天。夏天万物生长,人体也要顺应其发展,注意养护阳气,即养心。长夏是阴消阳长与阳消阴长的转折,人体要顺应这一变化,脾土以化为顺。秋季与肺气相通,秋天雨水减少,气候相对干燥。燥热容易犯肺,所以秋天要养肺,预防秋燥伤肺。五脏中的肾具有藏精气的功能,在养生上刚好顺应了冬季的收藏之势,因此冬季需要养肾护肾。根据"顺时"理念,可总结为:春季养肝,夏季养心,长夏养脾,秋季养肺,冬季养肾。春季可多按揉肝的反射区,夏季可多按揉心的反射区,长夏可多按揉脾的反射区,秋季可多按揉肺的反射区,冬季可多按揉肾的反射区。

二、运中

整体观念是传统医学的特点之一,人体是一个相互关联的整体,各脏腑之间关系密切,生理上相互依赖,生克制化,病理上相互影响,相互乘侮。中焦脾胃乃后天之本,化生气血,中焦病变,必然殃及其他脏腑。因此,"运中"在手疗中占据着相当重要的地位,许多疾病的治疗都可以从"运中"入手。

如胃的反射区位置位于手掌中线的左侧,与大、小鱼际下 1/3 平行。左手靠近大鱼际,右手靠近小鱼际。可运用拇指推按法、拇指点按法、拇指按揉法、拇指按压法及刮法,最常用的为刮法,俗称"刮心胃",以 81 次为宜。再如腹泻或便秘时,可在大肠的反射区,顺着升结肠-横结肠-降结肠-乙状结肠的顺序推按,俗称"画问号",亦以 81 次为宜。如结合相应经络上的穴位点穴,效果更佳。

三、调气

人体气、血、津、液、精等物质的转化运行异常是疾病形成的基础。而气,或者说是气机的异常是疾病发生、发展的最根本的原因,所以治疗疾病的根本出发点应该是调气,可以升、降、沉、浮,可以开、合、出、入等,均取决于我们对疾病的辨证寻因。人体是一个统一的整体,虽然各脏腑、组织、器官的生理功能不同,但它们之间相互依存,相互制约,相互促进,以其密切的联系,维持机体正常的生命活动。所以,我们在防治疾病或自我保健选取反射区时,要以脏腑、组织、器官相关的理论为基础,这样才能达到辨证施治,取得良好的治疗效果,从而实现"调气"。

肺、脾、肾、输尿管、膀胱五个反射区为基本反射区。这是在治疗疾病和自我保健时,开始和结束都必须做的反射区。如有症状,则选择与病变脏腑、组织、器官相对应的反射区,如胆绞痛,就做胆反射区。此外,还可以选择与现症状或疾病有关的其他脏腑、组织、器官相对应的反射区。如高血压病,症状是血压高,在治疗时,除做血压反射区外,还配有心、肝、肾、头等反射区。心、肝、肾、头等在这里就是相关反射区。

第三节 顺时运中调气手诊
手疗的基本操作

顺时运中调气手诊手疗由基础手诊法及"落脏-归经-点穴"法组成。基础手诊主要沿用季氏手诊,以王氏、蔡氏手诊为参考,在手部进行全面的望诊及触诊,找出病变部位。

基础手诊触诊顺序如下。

开两肺:双手拇指揉、点按、拨双手掌肺部定位反射区。

揉肝脾:双手拇指揉、点按双手掌肝、脾部定位反射区。

揉腹腔神经丛:双手拇指揉、点按双手掌腹腔神经丛定位反射区。

掐两肾:双手拇指掐双手掌、手背双肾定位反射区。

推拉输尿管:双手拇指反复推拉双手掌输尿管定位反射区。

揉膀胱:双手拇指揉、点按双手掌膀胱定位反射区。

推拉尿道:双手拇指上下推、拨双手掌尿道定位反射区。

刮心胃:大拇指或示指拨、刮拇指双手掌心部、胃部定位反射区。

画问号:大拇指按压手掌处盲肠区-升结肠区-横结肠区-降结肠区-乙状

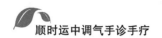

结肠区等诸多消化系统定位反应区,形似画"?"。

手疗方面,笔者根据多年的临床经验,形成了"落脏-归经-点穴"的手疗思路。

落脏,即通过对患者的辨证论治,找出与疾病相关的脏腑,在手部找出该脏腑所在位置,进行揉、按、刮等操作。

归经,即疾病相关脏腑所对应的经络,一般为十二经络,手太阴肺经、手少阴心经、手厥阴心包经、手阳明大肠经、手太阳小肠经、手少阳三焦经则在本经络的手肘至手腕部位进行直线推动,足太阴脾经、足少阴肾经、足厥阴肝经、足阳明胃经、足太阳膀胱经、足少阳胆经则在对应的手同名经上进行操作,如手太阴肺经-足太阴脾经,手少阴心经-足少阴肾经,手厥阴心包经-足厥阴肝经,手阳明大肠经-足阳明胃经,手太阳小肠经-足太阳膀胱经,手少阳三焦经-足少阳胆经。

点穴,即对疾病治疗的常用穴进行点按,一般以 3～5 个为宜,穴位多分布在相关经络上。

一般操作为,先询问患者基本情况,进行基础手诊,找出病变部位,随后疏通经络,直线推动相关经络的体表循行部位,再在手部进行病变脏腑反射区的揉、按、刮等操作,最后点按穴位。

中医主张天人合一,认为人是大自然的组成部分,人的生活习惯应该符合自然规律。人的经络在 12 个时辰中有盛有衰。笔者根据多年临床经验,发现在发病经络较旺的时辰治疗,能取得事半功倍的效果。发病经络较旺时辰举例如下。

子时(23 点至 1 点),胆经最旺。

丑时(1 点至 3 点),肝经最旺。

寅时(3 点至 5 点),肺经最旺。

卯时(5 点至 7 点),大肠经最旺。

辰时(7 点至 9 点),胃经最旺。

巳时(9 点至 11 点),脾经最旺。

午时(11 点至 13 点),心经最旺。

未时(13 点至 15 点),小肠经最旺。

申时(15 点至 17 点),膀胱经最旺。

酉时(17 点至 19 点),肾经最旺。

戌时(19 点至 21 点),心包经最旺。

亥时(21 点至 23 点),三焦经最旺。

第三章
五脏疾病的手诊手疗

五脏的概念体现了中医学的整体观念。以肝为例,肝系是一个综合的概念,所以中医肝系病的范围既包括肝系解剖和功能上的病变,也包括肝系建立在五脏为中心的整体观念上的病变,它涵盖了西医不同脏腑组织的部分功能病变,不能与西医肝病概念直接换用。中医的病位,绝不能理解为解剖定位,而是一种系统定位,这种系统定位又叫作"定位系统或病系统"(病系统是指疾病发生在某一系统而言)。中医肝系疾病临床表现多种多样,并非只局限于肝脏本身疾病,其涉及与中医肝相关联的所有官窍。而此类与肝系相关联的所有官窍所发生的病变,即为肝系病位特征。可见,肝及肝系脏腑、官窍等组织通过肝的生理功能和特性连接成为一个有机的整体系统。所以,在治疗胆、目、筋、爪、子宫甚至脾胃疾病时,需考虑从肝着手进行手诊手疗。心系、脾系、肺系、肾系疾病同理。

在进行手诊手疗时,要时刻谨记手诊手疗的手法操作要点,以免疗效欠佳或损伤病患:① 轻揉,指手法力度和动作力量而言。轻指手法的力度轻,揉指手法的动作温柔,力量和缓,变换自如,力求"轻而不浮,重而不滞,刚中有柔,柔中带刚",实现"刚柔相济"。② 着实,有渗透及深透之意,是"轻而不浮"的落脚点。手法虽然是轻柔刺激人体的体表,但功力却要深透至一定深度和层面的腧穴组织,直达病所,以达到取穴目的,多以治疗后局部皮肤的温度、柔软程度及色泽等作为参考。③ 稳速,指手法的频率、力度和幅度等均在一定范围内波动,在操作频率快,连续不断施以手法时,其运动轨迹相对恒定,没有大波动,切忌力度忽轻忽重,频率忽快忽慢,幅度时大时小。④ 持久,指用力作用持续的时间,也包括具体固定部位或穴位操作要维持一定的时间。切勿不

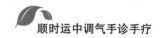

停地移动操作部位,使穴位还未产生感应就已离开。目的是让手法的功力不断积累、渗透,最后达到由量变到质变,实现手法的功效。

第一节　肝市诸疾的手诊手疗

一、肝系的概念

肝系是指肝和中医学中与肝直接相关联的脏腑、官窍等组织结构的总称,包括了肝脏及与其相关联的胆、目、筋、爪、手少阳经等。

肝与胆相络属,互为表里,胆的生理、病理皆与肝密切相关。目为肝之外窍,《素问·金匮真言论》云:"肝开窍于目。"《灵枢·脉度》曰:"肝气通于目,肝和则目能辨五色矣。"肝气调和,肝血充足,肝藏血功能正常,目才能正常发挥其视物辨色的功能;由于"眼为肝之外候",肝之病变多可在两目中反映出来,临证可根据二目之不同变化,去推断肝经之种种病变。肝在五体主筋,其华在爪,《素问·六节藏象论》:"肝者,罢极之本,魂之居也,其华在爪,其充在筋。"肝的病变可从筋得到反映,另外,"爪为筋之余",故肝之盛衰可以影响到爪甲的荣枯变化。

二、中医肝系的病位特征

胆位于肝内,两者一脏一腑,表里相属,有络脉相联,其经脉皆行于胁肋,故关系密切。《灵枢·本藏》曰:"肝合胆。"肝与胆在位置上,同居右胁下;在经脉上互相连属,相为表里;在五行上,肝胆同属木,肝为乙木,胆为甲木;在气运上,肝胆同主少阳春升之气。肝胆对人体气机的升降出入具有相当重要的作用。人体气机升降的根本,虽赖肾中坎阳之发动,亦须肝气之升发。所谓:"春气升则万化安,少阳气升则余脏从之。"(《脾胃论》)亦是此谓。而肝气的升发必以胆气之和畅为基础,胆汁的畅泄须赖肝气的疏泄。说明了肝胆之相互为用,共同完成人体气机的升降。肝为风木,胆火内寄,同主少阳春生之气,相辅相成,共同维持体内气机的调畅,相互为用。胆附于肝,胆汁为肝之余气积聚而成,而胆汁的分泌和排泄实际上是肝主疏泄功能体现的一个方面。肝胆对消化的影响,不仅表现在胆汁的分泌和排泄上,还表现为肝胆的疏泄功能对脾胃升降的促进作用。肝与胆功能息息相关,病理上亦相互影响。考虑肝胆的生理功能和病理特点,临床常见肝主疏泄失常，则可导致气机失调而出现两种病理变化：一是疏泄太过，肝气亢奋，血随气涌而见面红目赤、头胀头痛、急躁易怒，甚或呕血、昏厥等；二是疏泄不及，气机郁结，气血不畅而见胸胁、两乳胀满不适，甚或疼痛等。肝失疏泄，胆汁生成和排泄障碍，出现胁肋胀满、疼痛，口苦，纳食不化等症。若肝失疏泄，导致胆汁排泄不利，影响脾胃的运化功能，而出现胁下胀满、疼痛，纳呆，腹胀，便溏等症；若胆汁上逆，则可见口苦、呕吐黄绿苦水；胆汁外溢，则可出现黄疸。另外根据肝藏血的功能，其病理特点可分为一藏血不足，可见头晕目眩、肢体麻木，以及女子月经量少色淡，甚至闭经等症状；二藏血失职，可致多种出血症状，如吐血、衄血、咯血，以及女子月经量多，甚至崩漏等。

肝在体合筋，其华在爪，说明肝的病变可从筋、爪甲得到反映。从筋的功能状态及其变化可以反映肝脏功能的盛衰，正由于肝与筋的关系密切，所以在临床上许多有关筋方面的疾病可以从肝进行论治：① 宗筋弛缓，理气疏肝。② 阴缩不止，暖肝可愈。③ 震颤麻痹，从肝论治。④ 关节病变，舒筋补肝。⑤ 风之病变，从肝治风。目为肝之外窍，目与肝两者从生理、病理或诊断治疗上均关系密切。西医学研究发现，肝病患者可出现自觉症状，如异物感、眼发干、眼疲劳、复视、眼胀、眼痛、夜盲及视力模糊等；角膜知觉异常、眼底改变如视网膜静脉扩张瘀血、动脉变细、血栓发黄；此外，可伴有视乳头发红、边界不清或生理凹陷消失、筛板不清等；视野改变，主要为生理盲点扩大，部分病例尚可伴有中心相对暗点，暗适应改变、色觉异常等。

三、中医肝系常见疾病

历代中医文献记载了名称概念不同的肝病名，内涵丰富。其中包括肝厥、肝积、肝著、肝咳、肝胀、肝水、肝痹、肝劳、肝疮、肝疟、肝痛、肝痈、肝痨、肝痞（癖）、肝瘤、肝癌等。虽然以上疾病均冠以"肝"名，但绝大多数病同西医学的肝病相差甚远。《中医内科学》教材按照肝的生理功能和病机变化特点，将胁痛、黄疸、萎黄、积聚、鼓胀、头痛、眩晕、中风、瘿病、疟疾归属于中医肝胆系疾病。中医学的肝病建立在中医学特有的脏腑概念基础上，病变涉及身体多个部位，范围广、病种多，为五脏病之首。临床表现以肝胆功能失调，肝经循行部位病变为主。其范围可概括为脾胃运化失调类，如呕吐、腹胀等；二便失调类，如泄泻、便秘、癃闭等；精神情志异常类，如癫病、狂病等；生殖功能异常类，如阳痿、早泄等；气血运化失常类，如中风、喘证、咯血等；掉眩类，如痉证、眩晕等；肝经循行部位病证，如

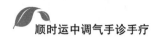

胁痛、淋证等。另外,中医肝病反映了机体某一时段的神经内分泌水平、代谢状态、器官组织的功能特点等,是机体整体层次反应状态的体现。

狭义的肝系病主要包括西医学中涉及肝胆本身的疾病,如急慢性肝炎、肝硬化、肝脓肿、肝癌、急慢性胆囊炎等,而广义的肝系病还涵盖了心脑血管、消化、血液、内分泌、代谢、神经、免疫、生殖等系统的诸多疾病,如高血压、过敏性结肠炎、血小板减少性紫癜、甲状腺功能亢进、痛风、抑郁症、干燥综合征、不孕不育等。根据这些疾病的发病特点和临床表现,部分已超出西医学中肝胆本身疾病的范畴,更涉及多个系统的疾病。

四、肝系病手疗基本思路及操作要点

手疗针对的肝系病主要是以肝胆本身以及与中医肝相关联的所有官窍疾病。肝胆互为表里,在天为风,在地为木,在脏为肝,在腑为胆。与其相关常见疾病有:肝胆脏器本病,比如各类肝炎、脂肪肝、肝硬化等,胆囊炎、胆囊息肉、胆囊结石等;肝风内动相关疾病,比如帕金森病、癫痫、惊风、眩晕等;筋脉方面的疾病,比如筋缩爪枯等;肝目疾病,各类眼疾,比如眼结膜炎、近视等;厥阴少阳诸证。肝木属性疏泄生发,根据"金木不随其性则病生"之原理,肝木诸疾,皆因木气郁陷,疏泄失职,生发不能,导致阴阳失衡则病。

1. 肝脏反射区常见病理特征　① 红色点,提示炎症。② 发硬,片状,提示肝硬化。③ 贴近大拇指横线处有较宽、柔软的条索状,提示脂肪肝(酒精肝)。④ 包块状,不移动,提示恶性肿瘤。质硬,可移动,为良性肿瘤;柔软,有弹性,上下浮动,按下去消失,手松开又抬起来,为肝囊肿。⑤ 在虎口缘处,靠近大拇指处有柔软小包块,提示肝血管瘤。⑥ 凹陷,提示肝藏血失调。⑦ 凸出,提示肝阳上亢、肝气郁积。⑧ 白色发亮,提示肝硬化。⑨ 把肝脏反射区横向分成三等份,上 1/3 的条索状,较硬,可上下浮动,提示肝硬化;中 1/3 的条索状,较宽柔软,按压有弹性,提示脂肪肝;下 1/3 的条索状,较硬,片状,提示肝肿大。⑩ 在肝反射区任何部位触摸到细条索状且较硬,上下不浮动,提示做过肝脏手术或陈旧性肝炎。⑪ 一般肝脏有问题,大多数在肝的右叶的前下方和后下方,还有的靠近肝门静脉处,可触摸到。"肝气郁积,肝阳上亢",一般在肝的左叶,尤其快到肝尖处。

2. 诊疗基本思路　根据"先观后触、诊治一体、诊疗同途"和"落脏-归经-点穴"的诊疗思路,手疗具体手法可以根据病位、病色、病气以及五行生克相关

性,具体操作如下:① 先观后触手部各反射区。② 寻找足厥阴肝经、足少阳胆经的同名经手厥阴心包经、手少阳三焦经,疏通手厥阴心包经、手少阳三焦经的手肘至手腕部位,可以通过直推、拍打或点按拨揉。③ 点按揉手掌上季氏肝胆反射区。④ 在肝、胆经上各取两穴,形成倒马点按手法,点按拨揉。⑤ 根据病位查体,找出异样气感或手感区域,可以理解成"阿是"穴,并点按拨揉。

五、医案举例

结膜炎案 某男孩,7 岁,2018 年 11 月 6 日就诊。

3 日前无明显诱因出现发热,伴双眼红肿,在外院诊断为"结膜炎",治疗效果不佳,经人介绍前来就诊。现仍发热 38.6℃,结膜充血,伴流泪。运用顺时运中调气基础手诊,先观后触,发现肝脏反射区有淡红色的小点,触诊肝脏反射区及眼睛反射区有沙粒样的手感,且按压时疼痛明显。中医诊断为暴风客热,肝经风热证。暴风客热为外感风热,猝然发病,且有明显红肿热痛的眼病,多因风热之邪外袭,客于内热阳盛之人,内外合邪,风热相搏,上攻于目而发病。肝开窍于目,依据"落脏-归经-点穴"的诊疗思路,落脏为肝,在窍为目,归经厥阴,点按穴位。

治疗方案如下:① 归经厥阴:以拇指桡侧或指面,或示指、中指指面在足厥阴肝经的同名经手厥阴心包经上的手肘至手腕部位做直线推动,注意依靠腕部带动拇指做主动内收和外展活动;示指、中指着力做直推时,依靠肘部做适当的屈伸活动。直推时,动作要轻快连续,必须直线下行,不可歪斜,以推后皮肤不发红为佳,共推 81 次。② 落脏为肝,在窍为目:用拇指指端定于手掌上肝脏反射区,腕部放松,紧贴体表,带动皮下肌肉组织,动作轻柔,做顺时针方向旋转运动,旋转一周为 1 次,共做 81 次,操作结束后,在眼睛反射区进行上述操作 81 次。③ 点按穴位:取具有疏散肝经风热之效的太冲、行间穴,以双手拇指指端或螺纹面分别置于行间、太冲穴,沿着与皮肤相垂直的方向逐渐向下按压,力量由轻到重,逐渐增加,平稳而持续,使力量渗透至机体组织的深部。1 次按压操作过程约为 2 秒,每个穴位按压 81 次。

经过手疗施治 40 分钟,体温降到 37.5℃,眼睛红肿流泪症状有所缓解。经过 3 日的手诊手疗后,体温正常,结膜已无充血。

脂肪肝案 某男,35 岁,2020 年 11 月 7 日就诊。

因右胁部隐痛 1 年余,加重 3 日就诊。既往体健,体形偏胖,平素有饮酒、

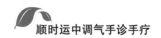
熬夜、嗜食肥甘厚味等不良生活习惯。右胁部时有隐痛，有压迫感，右侧卧时加重，夜间1点左右尤甚，口干，入睡困难，睡后易醒，晨起乏力，纳差，小便可，大便日一次，舌质淡紫，苔白厚腻，脉弦滑数。肝、胆、胰、脾彩超示轻度脂肪肝。运用顺时运中调气基础手诊，先观后触，发现脾区凹陷，贴近大拇指横线处有较宽、柔软的条索状。中医诊断为胁痛，肝脾两虚证。胁痛主要责之于肝，且与脾、胃、肾相关。病机转化较为复杂，既可由实转虚，又可由虚转实，而成虚实并见之证；既可气滞及血，又可血瘀阻气，以致气血同病。本案胁痛的基本病机为肝胆疏泄不利，不通则痛，且患者湿热之象较重，与脾失运化相关。依据"落脏-归经-点穴"的诊疗思路，落脏为肝、脾，归经厥阴、太阴，点按穴位。

根据顺时运中调气思想，考虑夜间1—3点为肝经旺时，肝血推陈出新，1点左右患者胁痛较甚，此时治疗效果最佳，操作如下：① 归经厥阴、太阴：以拇指桡侧或指面，或示指、中指指面在足厥阴经的同名经手厥阴心包经的手肘至手腕部位做直线推动，注意依靠腕部带动拇指做主动内收和外展活动；示指、中指着力做直推时，依靠肘部做适当的屈伸活动。直推时，动作要轻快连续，必须直线下行，不可歪斜，以推后皮肤不发红为佳，共推81次。操作结束后，在足太阴脾经的同名经手太阴肺经进行上述操作81次。② 落脏为肝、脾：用拇指指端定于手掌上肝脏反射区，腕部放松，紧贴体表，带动皮下肌肉组织，动作轻柔，做顺时针方向旋转运动，旋转一周为1次，共做81次，操作结束后，在脾反射区进行上述操作81次。③ 点按穴位：取具有疏散肝经风热之效的太冲、行间穴，以双手拇指指端或螺纹面分别置于行间、太冲穴，沿着与皮肤相垂直的方向逐渐向下按压，力量由轻到重，逐渐增加，平稳而持续，使力量渗透至机体组织的深部。1次按压操作过程约为2秒，每个穴位按压81次。取具有健脾祛湿作用之大横穴，在双大横穴行上述操作81次。并嘱其平日控制饮食，少食油腻，每日进行有氧运动至少30分钟。

经过1周的手疗后，患者夜间无胁痛发作，遂嘱改为上午9—11点（脾经旺时）进行手疗。经过3个月的手疗，复查彩超，提示肝、胆、胰、脾未见异常。

乙型肝炎案　某男，47岁，2017年8月8日就诊。

1个月前无明显诱因出现右下肋疼痛，呈间断性隐痛，伴乏力、食欲不振、睡眠欠佳，入睡后2—3点易醒，醒后难以入睡，口干口苦，小便黄，大便正常，既往乙型肝炎"小三阳"病史8年，未规律口服抗病毒药物治疗，完善B超提示肝脏包膜不完整，实质回声不均质、增粗，门静脉主干内径14 mm。运用顺时运中调气基础手诊,先观后触,发现肝区白色发亮,触之发硬,呈片状。中医诊断为积聚,肝郁气滞,湿热蕴结证。情志抑郁,饮食损伤,感受邪毒及他病转归是引起积聚的主要原因。其中,情志、饮食、邪毒等致病原因常交错夹杂,混合致病。积聚是正虚感邪,正邪斗争而正不胜邪的情况下,邪气踞之,逐渐发展而成。积聚的发生主要关系到肝、脾两脏;气滞、血瘀、痰结是形成积聚的主要病理变化。依据"落脏-归经-点穴"的诊疗思路,落脏为肝、脾,归经厥阴、太阴,点按穴位。

根据顺时运中调气思想,考虑夜间1—3点为肝经旺时,肝血推陈出新,2—3点左右患者易醒,此时治疗效果最佳,操作如下:① 归经厥阴、太阴:以拇指桡侧或指面,或示指、中指指面在足厥阴经的同名经手厥阴心包经的手肘至手腕部位上做直线推动,注意依靠腕部带动拇指做主动内收和外展活动;示指、中指着力做直推时,依靠肘部做适当的屈伸活动。直推时,动作要轻快连续,必须直线下行,不可歪斜,以推后皮肤不发红为佳,共推81次。操作结束后,在足太阴脾经的同名经手太阴肺经进行上述操作81次。② 落脏为肝、脾:用拇指指端定于手掌上肝脏反射区,腕部放松,紧贴体表,带动皮下肌肉组织,动作轻柔,做顺时针方向旋转运动,旋转一周为1次,共做81次。操作结束后,在脾反射区进行上述操作81次。③ 点按穴位:取具有理气活血之效的太冲、期门、肝俞穴,以手拇指指端或螺纹面置于太冲穴,沿着与皮肤相垂直的方向逐渐向下按压,力量由轻到重,逐渐增加,平稳而持续,使力量渗透至机体组织的深部。1次按压操作过程约为2秒,每个穴位按压81次。按压结束后,在期门、肝俞穴进行上述操作各81次。

经过10日的手疗后,患者夜间2—3点可深睡,遂嘱改为上午9—11点(脾经旺时)进行手疗。经过3个月的手诊手疗后,患者上述症状明显缓解,复查彩超,对比前片,提示实质回声增粗范围较前缩小,门静脉主干内径10 mm。

第二节　心火诸疾的手诊手疗

一、心系的概念

心系是指心和与心直接相关联的脏腑、官窍等组织结构的总称,包括了心

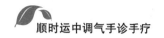

脏及与其相关联的小肠、舌、脉、面、手厥阴经等。

心与小肠相络属,互为表里,小肠的生理、病理皆与心密切相关。舌为心之外窍,《素问·金匮真言论》云:"心开窍于舌。"《灵枢·脉度》曰:"心气通于舌,心和则舌能知五味矣。"心气调和,心的主血、藏神功能正常,舌才能正常发挥其感受味觉、语言表达的功能。由于"舌为心之外候",若心有病变,可以从舌上反映出来。故临床上常通过观察舌的形态、色泽的变化,来推论心的病理变化。心在五体主脉,其华在面,《素问·六节藏象论》:"心者,生之本,神之变也;其华在面,其充在血脉。"心的病变可从面部和脉管得到反映,若心功能正常,脉道通利,则血液流畅,脉象和缓而有力;观察面部的色泽形态,亦可以判断心的气血阴阳正常与否。

二、中医心系的病位特征

心与小肠通过经脉的络属构成表里关系。心脉属心,下络小肠,小肠之脉属小肠,上络于心,心属里,小肠属表。两者经脉相联,故气血相通。生理情况下两者相互协调,心之气通于小肠,小肠之气亦通于心。在病理情况下则相互影响,如心火过旺时,除表现口烂、舌疮外,还有小便短赤、灼热疼痛等小肠热证的证候,叫作心移热于小肠。若小肠实热,亦可顺经上于心,则可出现心烦、舌尖糜烂等症状,治疗上即要清泻心火,又要清利小肠之热,相互兼顾,才能取得良好的疗效。

心主血的基本内涵,是心气能推动血液运行,以输送营养物质于全身脏腑形体官窍。人体各脏腑器官、四肢百骸、肌肉皮毛以及心脉自身,皆有赖于血液的濡养,才能发挥其正常的生理功能,以维持生命活动。血液的运行与五脏功能密切相关,其中心的搏动泵血作用尤为重要。而心脏的搏动,主要依赖心气的推动和调控作用。心气充沛,心阴与心阳协调,心脏搏动有力,频率适中,节律均匀,血液才能正常地输布全身,发挥其濡养作用。若心气不足,心脏搏动无力,或心阴不足,心脏搏动过快而无力,或心阳不足,心脏搏动迟缓而无力,均可导致血液运行失常。

人的精神活动,与大脑对客观外界事物的反映及其固有的某些功能活动有关,但中医藏象学从以五脏为中心的理论出发,把精神活动的根本归属于心的范畴。因此中医学所讲的心,实际上也概括了大脑的某些功能活动。心主神志功能的正常发挥,主要依赖心血、心阴对心神的营养及滋润作用,这是精神活动的重要物质基础,其次也与心气、心阳对心神的鼓舞及振奋作用有关。心主神志功能正常,则人的精神振奋,神志清晰,思维敏捷,反应灵敏。若心之气血阴阳不足或失调,使心主神明的功能异常,可出现心悸、失眠、多梦、健忘,甚至神昏、谵语、不省人事等症。

心在体合脉,其华在面,说明心的病变可从脉、面得到反映。从脉的功能状态及其变化可以反映心脏功能的盛衰,正由于心与脉的关系密切,所以在临床上许多有关心方面的疾病可以从脉体现出来,如心血不足,血脉空虚,可出现脉细弱;心阳不足,鼓动无力,可出现脉象沉微;心气不充,不能正常地输送血液,人体得不到血液濡养,常见心悸、怔忡或心胸憋闷疼痛,唇舌青紫,脉细涩或结代等症。

舌为心之外窍,舌与心两者无论从生理、病理或诊断治疗上均关系密切。手少阴心经的别络上行联系到舌,心血的充足与否显露于舌,心神也直接影响着舌的感觉与运动。如心的气血阴阳正常,则舌质红润,舌体柔软灵活,味觉灵敏,语言流利。心血不足,则舌淡瘦薄,食不知味;心火上炎,可见舌质红绛,或舌上生疮;心血瘀阻,则舌质紫暗,或有瘀斑;若心主神志功能失常,则可见舌强、语謇,甚或失语等。

三、中医心系常见疾病

历代中医文献记载了名称概念不同的心病名,内涵丰富。其中包括心劳、心疟、心黄、心疝、心厥、心风、心痛、心忪、心狂、心积、心咳、心水、心痈、心疳、心掣、心汗、心胀、胃心痛、肝心痛、肾心痛、脾心痛、肺心痛等。虽然以上疾病均冠以"心"名,但绝大多数病同西医学的心病相差甚远。《中医内科学》教材按照心的生理功能和病机变化特点,将心悸、胸痹心痛、不寐、心衰、真心痛归属于中医心系疾病。中医学的心病建立在中医学特有的脏腑概念基础上,病变涉及身体多个部位,范围广、病种多。临床表现以心与小肠功能失调,心经循行部位病变为主。其范围可概括为:心脏功能失调类,如心悸、胸痹心痛、心衰、真心痛等;二便失调类,如小便短赤等;精神情志异常类,如癫病、狂病、痫病、郁证、不寐等;气血运化失常类,如喘证、咯血等;掉眩类,如眩晕等;心经及小肠经循行部位病证,如口舌生疮、失语、白睛溢血、赤脉传睛等。中医心病反映了机体某一时段的神经内分泌水平、代谢状态、器官组织的功能特点等,是机体整体层次反应状态的体现。

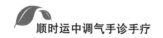

狭义的心系病主要包括西医学中涉及心脏本身的疾病,如冠心病、心肌梗死、心律失常、心力衰竭、心脏瓣膜病等,而对于广义的心系病,西医学提出了双心医学理念,该理念认为心理疾患与心脏病有着密不可分的联系。其涵盖了心脑血管、消化、内分泌、神经、免疫、皮肤、呼吸、泌尿、生殖等系统的诸多疾病,如高血压、肠易激综合征、甲状腺功能亢进、抑郁症、类风湿关节炎、神经性皮炎、过度换气综合征、遗尿、阳痿等。

四、心系病手疗基本思路及操作要点

手疗针对的心系病主要是以心本身以及与中医心相关联的所有官窍疾病。与其相关常见疾病有:心脏器本病,比如冠心病、动脉硬化、心绞痛、风湿性心脏病等;心主神志功能异常相关疾病,比如心脏神经症、失眠等;心主血脉功能异常相关的疾病,比如高血压、低血压、贫血等;各类口舌疾病,比如口疮、失语等;少阴、厥阴诸证。君火宜藏,火气在上宜降,水气在下宜升,根据"水火各随其性则病作"之原理,心火诸疾,皆因心火不能降,导致阴阳失衡则病。

1. 心脏反射区　位于双手大、小鱼际 2/3 处,掌中线左 2/3,右 1/3。左手 2/3 在大鱼际一侧,右手 2/3 在小鱼际一侧。

左手心脏反射区常见病理特征:① 白色点,提示心肌缺血。② 凹陷,提示心气不足,心动过缓。③ 凸出,提示心动过速。④ 鲜红色,提示有心肌炎。⑤ 青紫色,提示有早搏。⑥ 紫红色,突然出现紫红色,提示有房颤。⑦ 两条竖线,横向触摸有两条竖线,尤其在左侧明显,提示二尖瓣狭窄,有风湿性心脏病。⑧ 斜行条状或横行条状,竖着触摸时如触摸到斜行条状或横行条状,提示冠状动脉狭窄或硬化。⑨ 包块状,用拇指指腹在心脏反射区触摸到包块状,提示心室肥大,一般左侧较多。⑩ 结节,触摸到点状两三个小结节,提示心肌供血不足。

2. 诊疗基本思路　根据"先观后触、诊治一体、诊疗同途"和"落脏-归经-点穴"的诊疗思路,手疗具体手法可以根据病位、病色、病气以及五行生克相关性,具体操作如下:① 先观后触手部各反射区。② 寻找手少阴心经、手厥阴心包经的手肘至手腕部位,可以通过直推、拍打或点按拨揉疏通心、心包经。③ 点按揉手掌上季氏心反射区。④ 在心、心包经上各取两穴,形成倒马点按手法,点按拨揉。⑤ 根据病位查体,找出异样气感或手感区域,可以理解成

"阿是"穴,并点按拨揉。

五、医案举例

冠心病案　某女,62岁,2019年10月5日就诊。

冠心病史10年,反复胸闷胸痛,平时白天服用丹参片,白天病情基本稳定,晚上发作时服用速效救心丸,近半个月晚上频发,遂前来就诊。运用顺时运中调气基础手诊,先观后触,发现心脏反射区有一个白色点,触诊发现心脏反射区有横行条状及包块,中医诊断为胸痹心痛,心脉瘀阻证。胸痹心痛病位在心,与肝、脾、肾关系密切,病机表现为本虚(气虚、阳虚多见)标实(血瘀、痰浊多见),心脉瘀阻是病机关键。其急性发作期以标实表现为主,本案因服用活血化瘀之丹参片可缓解,因而辨为心脉瘀阻证,依据"落脏-归经-点穴"的诊疗思路,落脏为心,归经少阴、厥阴,点按穴位。

根据顺时运中调气思想,考虑11—13点为心经旺时,此时治疗效果最佳,操作如下:① 归经少阴、厥阴:以拇指桡侧或指面,或示指、中指指面在手少阴心经、手厥阴心包经的手肘至手腕部位上做直线推动,注意依靠腕部带动拇指做主动内收和外展活动;示指、中指着力做直推时,依靠肘部做适当的屈伸活动。直推时,动作要轻快连续,必须直线下行,不可歪斜,以推后皮肤不发红为佳,共推81次。② 落脏为心:用拇指指端定于手掌上心脏反射区,腕部放松,紧贴体表,带动皮下肌肉组织,动作轻柔,做顺时针方向旋转运动,旋转一周为1次,共做81次。③ 点按穴位:取具有理气止痛,和营通络之效的内关、大陵、阴郄穴,以拇指指端或螺纹面分别置于内关、大陵、阴郄穴,沿着与皮肤相垂直的方向逐渐向下按压,力量由轻到重,逐渐增加,平稳而持续,使力量渗透至机体组织的深部。1次按压操作过程约为2秒,每个穴位按压81次。

第一次治疗正当胸闷发作,手疗施治5分钟左右,患者胸闷有所缓解,20分钟后已无胸闷。随后嘱患者每日11—13点进行1次手疗,10个月来胸闷基本无发作。

室上性心动过速案　某女,45岁,2020年1月4日就诊。

患者因工作劳累,突发心慌、胸闷,伴肢体颤动,休息10分钟未见缓解,且上述症状加重,立即就诊。既往有心慌、胸闷发作史,一般休息几分钟即可缓解,无高血压病、冠心病病史。急查心电图显示窦性心动过速,呈室上性,心率150次/分。运用顺时运中调气基础手诊,先观后触,发现心脏反射区凸出,中

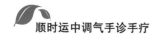

医诊断为心悸，心血不足证。心悸的病位主要在心，由于心神失养，心神动摇，悸动不安。但其发病与脾、肾、肺、肝四脏功能失调相关。该患劳倦太过伤脾，或久坐卧伤气，引起生化之源不足，而致心血虚少，心失所养，神不潜藏，而发为心悸。依据"落脏-归经-点穴"的诊疗思路，落脏为心、脾，归经厥阴、太阴，点按穴位。

治疗方案如下：① 归经厥阴、太阴：以拇指桡侧或指面，或示指、中指指面在手厥阴心包经的手肘至手腕部位上做直线推动，注意依靠腕部带动拇指做主动内收和外展活动；示指、中指着力做直推时，依靠肘部做适当的屈伸活动。直推时，动作要轻快连续，必须直线下行，不可歪斜，以推后皮肤不发红为佳，共推 81 次。操作结束后，在足太阴脾经的同名经手太阴肺经的手肘至手腕部位进行上述操作 81 次。② 落脏为心：用拇指仰直，其他四指弯曲紧贴于掌面，用拇指指腹垂直用力按于心脏反射区，着力点可取拇指指腹或桡侧偏峰。用拇指指腹或桡侧偏峰按压在反射区上，上下垂直运动，动作移动范围不可过大，力度要均匀，稳而持续，缓缓压下然后再慢慢抬起，共做 81 次。操作结束后，在脾反射区进行上述操作 81 次。③ 点按穴位：取具有和营通络之效的内关穴，以拇指指端或螺纹面置于内关穴，沿着与皮肤相垂直的方向逐渐向下按压，力量由轻到重，逐渐增加，平稳而持续，使力量渗透至机体组织的深部。1 次按压操作过程约为 2 秒，每个穴位按压 81 次。

经过手疗施治 5 分钟左右，患者已无心慌、胸闷、肢体颤动。

心房颤动案 某女，45 岁，2020 年 1 月 4 日就诊。

患者 2 年前无明显诱因出现心慌、汗出，于外院诊断为"心房颤动伴快速心室率"。此后症状间断出现，发作频率每年 2～4 次，发作时心率 90～110 次/分，口服西药可转复为窦性心律 60～80 次/分，平常规律服用酒石酸美托洛尔片 12.5 mg，每日 2 次。1 周前患者无明显诱因自觉心慌加重，伴憋气，平素易乏力出汗，汗多而黏，时有口干口苦，纳可，小便调，大便质黏，舌红，苔黄腻少津，脉细结。查心电图示心房颤动。运用顺时运中调气基础手诊，望诊发现心脏反射区紫红色，中医诊断为心悸，阴虚痰热血瘀证。心悸证候特点多为虚实夹杂，虚者指脏腑气血阴阳亏虚，实者多指痰饮、瘀血、火邪之类。本案乃阴虚、痰热、血瘀相互夹杂，但发病急，应急则治标，依据"落脏-归经-点穴"的诊疗思路，落脏为心，归经厥阴，点按穴位。

根据顺时运中调气思想，考虑 11—13 点为心经旺时，此时治疗效果最佳，操作如下：① 归经厥阴：以拇指桡侧或指面，或示指、中指指面在手厥阴心包经的手肘到手腕部位上做直线推动，注意依靠腕部带动拇指做主动内收和外展活动；示指、中指着力做直推时，依靠肘部做适当的屈伸活动。直推时，动作要轻快连续，必须直线下行，不可歪斜，以推后皮肤不发红为佳，共推 81 次。② 落脏为心：用拇指仰直，其他四指弯曲紧贴于掌面，用拇指指腹垂直用力按于心脏反射区，着力点可取拇指指腹或桡侧偏峰。用拇指指腹或桡侧偏峰按压在反射区上，上下垂直运动，动作移动范围不可过大，力度要均匀，稳而持续，缓缓压下然后再慢慢抬起，共做 81 次。③ 点按穴位：取具有和营通络之效的内关、膻中、心俞穴，以拇指指端或螺纹面置于内关穴，沿着与皮肤相垂直的方向逐渐向下按压，力量由轻到重，逐渐增加，平稳而持续，使力量渗透至机体组织的深部。1 次按压操作过程约为 2 秒，每个穴位按压 81 次。操作完成后，以上述方法依次按压膻中穴、心俞穴。

第一次治疗正当心慌发作，经过手疗施治 5 分钟左右，患者已无心慌。随后嘱患者每日 11—13 点进行 1 次手疗，半年来心慌基本无发作。

第三节　脾土诸疾的手诊手疗

一、脾系的概念

脾系是指脾脏和中医学中与脾脏直接相关联的脏腑、官窍等组织结构的总称，包括了脾脏及与其相关联的胃、肉、唇、口、足太阴脾经等。

脾与胃相络属，互为表里，胃的生理、病理皆与脾密切相关。口为脾之外窍，《素问·金匮真言论》云："脾开窍于口。"《灵枢·脉度》曰："脾气通于口，脾和则口能知五谷矣。"舌为脾之外候。足太阴脾经连舌本，散舌下，舌居口中，司味觉。脾在五体主肉，其华在唇，《素问·六节藏象论》："脾、胃、大肠、小肠、三焦、膀胱者，仓廪之本，营之居也，名曰器，能化糟粕，转味而入出者也；其华在唇，其充在肌，其味甘，其色黄，此至阴之类，通于土气。"中医学认为，脾开窍于口，是指人的食欲、口味与脾的运化功能密切相关。口腔在消化道的最上端，主接纳和咀嚼食物。食物经咀嚼后，便于胃的受纳和腐熟。脾的经脉"连舌本，散舌下"，舌又主司味觉。所以，食欲和口味都可反映脾的运化功能是否正常。脾气健旺，则食欲旺盛，口味正常。若脾失健运，湿浊内生，则见食欲不振，口味异常，如口淡乏味、口腻、口甜等。

脾的病变可从肌肉得到反映，《素问·痿论》说："脾主身之肌肉。"全身的肌肉，都有赖于脾胃运化的水谷精微及津液的营养滋润，才能壮实丰满，并发挥其收缩运动的功能。另外，脾之华在唇，是指口唇的色泽可以反映脾气功能的盛衰。《素问·五脏生成》说："脾之合，肉也；其荣，唇也。"《灵枢·五阅五使》说："口唇者，脾之官也。"脾气健旺，气血充足，则口唇红润光泽；脾失健运，则气血衰少，口唇淡白不泽。

二、中医脾系的病位特征

脾系是一个综合的概念，所以中医脾系病的范围既包括脾系解剖和功能上的病变，也包括脾系建立在以五脏为中心的整体观念上的病变，它涵盖了西医不同脏腑、组织的部分功能病变，不能与西医消化系统疾病概念直接换用。

脾位于腹腔上部，膈膜下面，在左季胁的深部，附于胃的背侧左上方，"脾与胃以膜相连"（《素问·太阴阳明论》）。脾主生血，脾为后天之本，气血生化之源。脾运化的水谷精微是生成血液的主要物质基础。故张景岳说："血……源源而来，生化于脾。"若脾失健运，生血物质缺乏，则血液亏虚，出现头晕眼花，面、唇、舌、爪甲淡白等血虚征象。脾主统血："脾统诸经之血"（《古今名医汇粹》），"人五脏六腑之血，全赖脾气统摄"（《沈注金匮要略》）。脾的运化功能减退，化源不足，则气血虚亏，气虚则统摄无权，血离脉道，从而导致出血。因脾失健运，阳气虚衰，不能统摄血液，血不归经而导致出血者，称为脾不统血，临床上表现为皮下出血、便血、尿血、崩漏等，尤以下部出血多见。脾主升清，是指脾具有将水谷精微等营养物质，吸收并上输于心、肺、头目，再通过心、肺的作用化生气血，以营养全身，并维持人体内脏位置相对恒定的作用。脾之升清，是和胃之降浊相对而言。脾宜升则健，胃宜降则和。脾的升清功能正常，水谷精微等营养物质才能正常吸收和输布，气血充盛，人体的生机盎然。同时，脾气升发，又能使机体内脏不致下垂。如脾气不能升清，则水谷不能运化，气血生化无源，可出现神疲乏力、眩晕、泄泻等症状。脾气下陷（又称中气下陷），则可见久泄脱肛，甚或内脏下垂等。

胃主通降与脾主升清相对。胃失通降，可以出现纳呆脘闷、胃脘胀满或疼痛、大便秘结等胃失和降之证，或恶心、呕吐、呃逆、嗳气等胃气上逆之候。脾胃居中,为人体气机升降的枢纽。所以,胃气不降,不仅直接导致中焦不和,影响六腑的通降,甚至影响全身的气机升降,从而出现各种病理变化。

脾在体合肉,开窍于口,其华在口唇,说明脾的病变可从肌肉、口唇得到反映。"脾……主运化水谷之精,以生养肌肉,故合肉"(《黄帝内经素问集注·五脏生成》)。脾胃为气血生化之源,全身的肌肉,依靠脾所运化的水谷精微来营养。如脾气虚弱,营养亏乏,必致肌肉瘦削,软弱无力,甚至萎废不用。脾气健运,营养充足,则四肢轻劲,灵活有力;脾失健运,营养不足,则四肢倦怠乏力,甚或萎弱不用。

脾开窍于口:"脾主口……在窍为口。"(《素问·阴阳应象大论》)"脾气通于口,脾和则能知五谷矣。"(《灵枢·脉度》)脾开窍于口,饮食、口味等与脾之运化功能有关。脾主运化,脾气健旺,则津液上注口腔,唇红而润泽,舌下金津、玉液二穴得以泌津液,助消化,则食欲旺盛,口味正常。口唇与脾在生理功能上互相配合,才能完成腐熟水谷、输布精微的功能。脾主肌肉,口唇为脾之外候,故脾的生理、病理常常从口唇的变化反映出来。

三、中医脾系常见疾病

历代中医文献记载了名称概念不同的脾病名,内涵丰富。其中包括脾胀、脾瘅、脾约、脾消、脾水等。虽然以上疾病均冠以"脾"名,但绝大多数病同西医学的脾病相差甚远。《中医内科学》教材按照脾的生理功能和病机变化特点,将胃痛、吐酸、嘈杂、呕吐、呃逆、噎膈、腹痛、泄泻、痢疾、便秘等归属于中医脾胃系疾病。中医学的脾病建立在中医学特有的脏腑概念基础上,病变涉及身体多个部位,范围广、病种多,为五脏病之首。临床表现以脾胃功能失调,脾经循行部位病变为主。其范围可概括为:脾胃运化失调类,如吐酸、嘈杂、呕吐、呃逆等;二便失调类,如泄泻、便秘、水肿等;气血运化失常类,如虚劳、血证等;脾经循行部位病证,如腹痛、胃痛等。中医脾病反映了机体某一时段的神经内分泌水平、代谢状态、器官组织的功能特点等,是机体整体层次反应状态的体现。

狭义的脾胃系病主要包括西医学中涉及消化系统的疾病,如胃食管反流病、急慢性胃炎、慢性萎缩性胃炎、胃及十二指肠溃疡、胆汁反流性胃炎、胃肠道息肉、溃疡性结肠炎、克罗恩病、肠易激综合征、腹泻、结肠炎、胆囊炎、胃肠道息肉等。广义的脾系病还涵盖了消化、血液、内分泌、泌尿、代谢等系统的诸

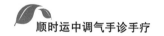

多疾病,如肝炎、胰腺炎、血小板减少性紫癜、糖尿病、心力衰竭、肾衰竭、痛风等。

四、脾系病手疗基本思路及操作要点

手疗针对的脾系病主要是以脾胃本身以及与中医脾相关联的所有官窍的疾病。脾胃互为表里,在天为湿,在地为土,在脏为脾,在腑为胃。与其相关的常见疾病有:脾胃脏器本病,比如各类急慢性胃炎、慢性萎缩性胃炎、胃及十二指肠溃疡等;脾胃运化失调疾病,比如胆汁反流性胃炎、溃疡性结肠炎、克罗恩病、肠易激综合征、腹泻、结肠炎等;肌肉方面的疾病,比如重症肌无力等;口唇疾病,比如口腔溃疡、口炎等;太阴、阳明诸证。中医认为脾胃五行属土,居于中焦,同为"气血生化之源",共同承担着化生气血的重任,是"后天之本",滋养着五脏和整个机体的运行。"内伤脾胃,百病由生",脾胃一旦受损,不但机体吸收不了营养,更会累及其他脏腑,导致疾病百生。

1. **脾脏反射区** 左手位于大鱼际下 1/3 处,右手位于小鱼际下 1/3 处。脾脏反射区常见的病理特征:① 凹陷,提示脾气不足,易引起消化功能失调。② 凹陷空虚感,提示脾脏摘除。③ 色稍灰暗,提示脾脏运化功能失调,统血不利,可出现嘴唇青紫、经血淋漓、鼻出血、便血等。④ 凸起,提示脾脏功能亢进,脾生血不足,易引起贫血,出现神疲、面色㿠白、夜晚睡觉腿不自觉抽搐。

胃反射区位置:位于手掌中线的左侧,与大、小鱼际下 1/3 平行。左手靠近大鱼际,右手靠近小鱼际。胃反射区常见的病理特征:① 红色,提示胃有炎症。② 白色稍黄,提示患有胆汁反流性胃炎。③ 白色发亮,提示脾胃虚弱怕冷,多数为胃寒。④ 红带紫色,红片上带紫色斑点,提示浅表性胃炎。⑤ 青灰色,提示萎缩性胃炎。⑥ 咖啡色,提示胃部有肿瘤。⑦ 深红色点,局部有深红色点,有的发黄发白,有的紫红色提示有胃溃疡,一般多在胃窦部位。⑧ 凸出,位置较下,提示有胃下垂。⑨ 条索状,触摸时可摸到条索状,提示胃做过手术或有陈旧性胃病。⑩ 结节,质软上下浮动,提示胃部有息肉。⑪ 包块,质硬按压疼痛,提示胃部有肿瘤。

2. **诊疗基本思路** 根据"先观后触、诊治一体、诊疗同途"和"落脏-归经-点穴"的诊疗思路,手疗具体手法可以根据病位、病色、病气以及五行生克相关性,具体操作如下:① 先观后触手部各反射区。② 寻找足太阴脾经、足阳明胃经的同名经手太阴肺经、手阳明大肠经,疏通手太阴肺经、手阳明大肠经的

手肘至手腕部位,可以通过直推、拍打或点按拨揉。③ 点按揉手掌上季氏脾、胃反射区。④ 在脾、胃经上各取两穴,形成倒马点按手法,点按拨揉。⑤ 根据病位查体,找出异样气感或手感区域,可以理解成"阿是"穴,并点按拨揉。

3. 手法操作要点　① 拇指按揉法:操作者拇指伸直,其他四指弯曲紧贴于手掌面,用拇指指腹按于脾胃反射区上,着力点为拇指指腹。以一定的方向旋转揉动,动作要缓和轻柔,协调有节奏,不能忽快忽慢,时轻时重,一直保持同一力度。② 刮法:操作者拇指置于脾胃反射区,其他四指置于手背面支撑,用拇指指端紧贴于脾胃反射区表面,单向移动,速度缓慢均匀,用力稳健,动作协调有节奏,不能忽慢忽快,用力不能忽轻忽重。③ 拇指推压法:操作者虎口张开,腕关节伸平,其余四指伸直或略弯曲,起辅助或固定作用,用拇指指腹或桡侧面紧贴于反射区上,单向移动,速度缓慢均匀,用力稳健,不可忽轻忽重,用力起点和收尾要一样。

大部分消化系疾病可用拇指按揉法,胃下垂用拇指推按法,呃逆用离心刮法,以上手法分别操作 81 次。

五、医案举例

慢性胃炎案　某男,48 岁,2019 年 6 月 3 日就诊。

患者有慢性胃炎病史 20 年,平素易腹胀,食少,嗳气,偶有反酸。运用顺时运中调气基础手诊,先观后触,发现胃反射区整体呈红色,隐约可见紫色斑点,脾区凹陷,中医诊断为痞满,脾胃虚弱证。痞满的病位在胃,与肝、脾有密切关系。基本病机为脾胃功能失调,升降失司,胃气壅塞。本案患者久病,素体脾胃虚弱,中气不足,纳运失职,升降失调,胃气壅塞,而生痞满。依据"落脏-归经-点穴"的诊疗思路,落脏在脾胃,归经太阴、阳明,点按穴位。

根据顺时运中调气思想,考虑上午 7—9 点为胃经旺时,9—11 点为脾经旺时,该时段治疗效果最佳,可第 1 周在上午 7—9 点治疗,第 2 周在上午 9—11 点治疗,如此交替进行,具体操作如下:① 归经太阴、阳明:以拇指桡侧或指面,或示指、中指指面在足太阴脾经、足阳明胃经的同名经手太阴肺经、手阳明大肠经的手肘至手腕部位上做直线推动,注意依靠腕部带动拇指做主动内收和外展活动;示指、中指着力做直推时,依靠肘部做适当的屈伸活动。直推时,动作要轻快连续,必须直线下行,不可歪斜,以推后皮肤不发红为佳,共推 81次。② 落脏为脾胃:用拇指指腹按于脾胃反射区上,着力点为拇指指腹。以

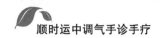
一定的方向旋转揉动,共做 81 次;再以拇指置于胃反射区,其他四指置于手背面支撑,用拇指指端紧贴于胃反射区表面,从近心端向远心端单向移动,速度缓慢均匀,共做 81 次。③ 点按穴位:取具有强健脾胃,调理气机之效的足三里、内关、中脘穴,以拇指指端或螺纹面分别置于足三里、内关、中脘穴,沿着与皮肤相垂直的方向逐渐向下按压,力量由轻到重,逐渐增加,平稳而持续,使力量渗透至机体组织的深部。1 次按压操作过程约为 2 秒,每个穴位按压 81 次。

经过手疗施治 5 分钟左右,患者胃胀明显缓解,嘱患者每日进行 1 次手疗,随访 1 年腹胀基本无发作。

胃溃疡案 某男,46 岁,2021 年 3 月 15 日就诊。

患者间断胃脘部胀痛 2 年余,加重 1 周。于 2 年前无明显诱因出现上腹部胀满疼痛,间断发作,尤以餐后为甚,偶伴泛酸、恶心嗳气,胃内烧灼感,晨起口苦,口中异味,平素常感周身乏力,且工作压力大,情绪不佳,两胁隐痛,时有心烦,夜寐不安,纳呆,食后不消,大便 2 日一行,不成形,舌淡,苔黄白,脉沉弦。运用顺时运中调气基础手诊,先观后触,发现胃反射区白色稍黄,肝区凸出,中医诊断为胃痛,肝气犯胃证。本病的病位在胃,与肝、脾关系密切,也与胆、肾有关。基本病机为胃气阻滞,胃络瘀阻,胃失所养,不通则痛。本案患者乃工作压力大,忧思恼怒,情志不遂,肝失疏泄,肝郁气滞,横逆犯胃,以致胃气失和,胃气阻滞,发为胃痛。依据"落脏-归经-点穴"的诊疗思路,落脏在肝、胃,归经厥阴、阳明,点按穴位。

根据顺时运中调气思想,考虑上午 7—9 点为胃经旺时,1—3 点为肝经旺时,该时段治疗效果最佳,但为适应人体正常作息规律,因此选在每日上午 7—9 点进行,具体操作如下:① 归经厥阴、阳明:以拇指桡侧或指面,或示指、中指指面在足厥阴肝经的同名经手厥阴心包经的手肘至手腕部位上做直线推动,注意依靠腕部带动拇指做主动内收和外展活动;示指、中指着力做直推时,依靠肘部做适当的屈伸活动。直推时,动作要轻快连续,必须直线下行,不可歪斜,以推后皮肤不发红为佳,共推 81 次,结束后同法操作足阳明胃经的同名经手阳明大肠经。② 落脏为肝、胃:用拇指指腹按于肝反射区上,着力点为拇指指腹。以一定的方向旋转揉动,共做 81 次;再以拇指置于胃反射区,其他四指置于手背面支撑,用拇指指端紧贴于胃反射区表面,从近心端向远心端单向移动,速度缓慢均匀,共做 81 次。③ 点按穴位:取具有行气和胃之效的太冲、内关、中脘穴,以拇指指端或螺纹面分别置于太冲,沿着与皮肤相垂直的方向逐渐向下按压,力量由轻到重,逐渐增加,平稳而持续,使力量渗透至机体组织的深部。1次按压操作过程约为2秒,每个穴位按压81次,同法操作内关、中脘穴。

经过手疗施治10分钟后,患者已无胃痛、胁痛,继续治疗1周后,1年内再无胃痛、胃胀、胁痛、反酸、嗳气发作。

第四节　肺金诸疾的手诊手疗

一、肺系的概念

肺系是指肺和中医学中与肺直接相关联的脏腑、官窍等组织结构的总称,包括了肺脏及与其相关联的大肠、鼻、皮、毛、手太阴经等。

肺与大肠相络属,互为表里,大肠的生理、病理皆与肺密切相关。鼻为肺之外窍,《素问·金匮真言论》云:"肺开窍于鼻。"《灵枢·脉度》曰:"肺气通于鼻,肺和则鼻能知香臭矣。"肺气调和,才能鼻窍通利、嗅觉灵敏;由于"鼻为肺之外候",肺之病变多可在鼻中反映出来,临证可根据鼻之不同变化,推断肺经之种种病变。肺在五体主皮,其华在毛,《素问·六节藏象论》:"肺者,气之本,魄之处也;其华在毛,其充在皮。"肺的病变可从皮得到反映。另外,肺之盛衰可以影响到毛的荣枯变化。

二、中医肺系的病位特征

肺与大肠通过经脉的络属构成表里关系。肺脉属肺,下络大肠,大肠之脉属大肠,上络于肺,肺属里,大肠属表。两者经脉相联,故气血相通。生理情况下两者相互协调,肺之气通于大肠,大肠之气亦通于肺。肺气的下降功能有助于大肠传导功能的发挥,大肠传导功能正常发挥也有利于肺气的下降。在病理情况下则相互影响,如果大肠出现实热、腑气不通,可以影响肺气的下降,导致产生胸闷、喘咳等症状。如果肺气不能下降,津液不能下达到大肠,会出现大便困难、大便艰涩等症状。治疗上既要清泻肺热,又要清大肠之热,相互兼顾,才能取得良好的疗效。另外根据肺主气的功能,其病理特点可分为:肺气不足,即所谓"气虚",出现少气不足以息、声低气怯、肢倦乏力等症;肺气失宣

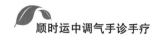

或肺气失降,都有呼吸异常的表现,多为胸闷气急,或发为哮喘、喘咳气逆。

肺在体合皮,其华在毛,说明肺的病变可从皮毛得到反映。从皮毛的功能状态及其变化可以反映肺脏功能的盛衰,正由于肺与皮毛的关系密切,所以在临床上许多有关肺方面的疾病可以从皮毛体现出来,如寒邪客表,卫气被郁遏,可见恶寒发热、头身疼痛、无汗、脉紧等症,若伴有咳喘等症,则表示病邪已伤及肺脏。故治疗外感表证时,解表与宣肺常同时并用。

鼻为肺之外窍,鼻与肺两者从生理、病理或诊断治疗上均关系密切。鼻为呼吸道之最上端,通过肺系(喉咙、气管等)与肺相联,具有主通气和主嗅觉的功能。鼻的通气和嗅觉功能,都必须依赖肺气的宣发作用。肺气宣畅,则鼻窍通利,呼吸平稳,嗅觉灵敏;肺失宣发,则鼻塞不通,呼吸不利,嗅觉亦差。故曰:“鼻者,肺之官也。”(《灵枢·五阅五使》)临床上常把鼻的异常变化作为诊断肺病的依据之一,治疗鼻塞流涕、嗅觉失常等病证,又多用辛散宣肺之法。

三、中医肺系常见疾病

历代中医文献记载了名称概念不同的肺病名,内涵丰富。其中包括肺瘟、肺积、肺疫、肺咳、肺胀、肺花疮、肺水、肺痹、肺劳、肺风疮、肺寒、肺痿、肺痈、肺痨、肺络胀、肺厥、肺衰、尘肺等。虽然以上疾病均冠以“肺”名,但有一部分疾病同西医学的肺病相差甚远。《中医内科学》教材按照肺的生理功能和病机变化特点,将感冒、咳嗽、肺胀、肺痿、肺痈、哮病、喘证归属于中医肺系疾病。中医学的肺病建立在中医学特有的脏腑概念基础上,临床表现以肺、鼻、咽喉、皮肤功能失调为主。其范围可概括为:肺脏本身生理功能改变的疾病,如感冒、咳嗽、肺胀、肺痿等;鼻腔部位疾病,如鼻衄、鼻渊、鼻塞等;咽喉部位疾病,如喉痹、乳蛾等;肺系疫病,如大头瘟、麻疹、喉痧等;气血运化失常类,如肺水等;皮肤病,如肺风疮等。

狭义的肺系病主要包括西医学中涉及肺脏本身的疾病,如肺炎、支气管扩张、肺脓肿、肺癌、慢性阻塞性肺疾病等,而广义的肺系病还涵盖了血液、内分泌、代谢、神经、免疫等系统的诸多疾病,如肺源性心脏病、肺性脑病、肺血管炎、肺部神经内分泌肿瘤、肺纤维化等。根据这些疾病的发病特点和临床表现,部分已超出西医学中肺本身疾病的范畴,更涉及多个系统的疾病。

四、肺系病手疗基本思路及操作要点

手疗针对的肺系病主要是肺本身以及与中医肺相关联的所有官窍疾病。与其相关的常见疾病有：肺脏器本病，比如感冒、支气管炎、支气管哮喘、肺炎、肺结核、肺气肿等；肺主行水功能异常的相关疾病，比如肺源性水肿、小便不利等；肺主皮毛功能异常相关的疾病，比如多汗症、无汗症等；各类鼻疾，比如鼻炎、嗅觉异常等。肺气的宣发和肃降，是相互制约、相互为用的两个方面。宣发与肃降协调，则呼吸均匀通畅，水液得以正常地输布代谢，所谓"水精四布，五经并行"。宣发与肃降失调，则见呼吸失常和水液代谢障碍。肺金诸疾的产生，均与肺气宣发与肃降功能失调有关。

1. **肺脏反射区**　位于大、小鱼际上 2/3 处，左手大鱼际为左肺，小鱼际为右肺；右手大鱼际为右肺，小鱼际为左肺。

左手肺脏反射区常见病理特征：① 红色点，提示此人正患肺病（肺炎）。② 青紫色点，提示患者肺结核复发。③ 红血丝或深红点，提示肺纹理增粗，此种症状，抽烟者多见。④ 黑点，吸烟者在手足部反射区均可出现黑色点。⑤ 白色圈或白色点，按压有松弛感，提示患有肺气肿。⑥ 沙粒状，触摸有沙粒状，提示患有硅肺。⑦ 青紫色，从事化学生产，接触化学药品，提示有中毒现象。⑧ 掌中线发红，拇指压患者手掌两肺，由肺尖向肺底部压，掌中线发红，提示患有气管炎。⑨ 肿胀，中指背侧由指尖到指根肿胀，掌根气管反射区突起，提示患支气管哮喘，中指肿胀发亮，提示患有过敏性支气管哮喘。

2. **诊疗基本思路**　根据"先观后触、诊治一体、诊疗同途"和"落脏-归经-点穴"的诊疗思路，手疗具体手法可以根据病位、病色、病气以及五行生克相关性，具体操作如下：① 先观后触手部各反射区。② 疏通手太阴肺经的手肘至手腕部位，可以通过直推、拍打或点按拨揉。③ 点按揉手掌上季氏肺反射区。④ 在手太阴肺经上取两穴，形成倒马点按手法，点按拨揉。⑤ 根据病位查体，找出异样气感或手感区域，可以理解成"阿是"穴，并点按拨揉。

五、医案举例

气管炎案　某男，59 岁，2018 年 5 月 6 日就诊。

患者有高血压、肝病、肺病史 10 年。1 日前咳嗽，不思饮食，夜不能入眠，痰多。运用顺时运中调气基础手诊，先观后触，发现肺反射区有 2 个红色点，

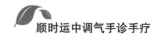

掌中线发红,中医诊断为咳嗽,痰浊壅肺证。咳嗽的治疗,除直接治肺外,还应从整体出发,注意治脾、治肝、治肾等。外感咳嗽一般均忌敛涩留邪,当因势利导,俟肺气宣畅则咳嗽自止;内伤咳嗽应防宣散伤正,注意调理脏腑,顾护正气。咳嗽是人体祛邪外达的一种病理表现,治疗决不能单纯见咳止咳,必须按照不同的病因分别处理。本案乃久病,肺脾两虚为本,痰浊壅肺为标,需肺脾同治。依据"落脏-归经-点穴"的诊疗思路,落脏为肺、脾,归经太阴,点按穴位。

根据顺时运中调气思想,考虑3—5点为肺经旺时,9—11点为脾经旺时,该时段治疗效果最佳,但为适应人体正常作息规律,因此选在每日上午9—11点进行,具体操作如下:① 归经太阴:以拇指桡侧或指面,或示指、中指指面在手太阴肺经的手肘到手腕部位上做直线推动,注意依靠腕部带动拇指做主动内收和外展活动;示指、中指着力做直推时,依靠肘部做适当的屈伸活动。直推时,动作要轻快连续,必须直线下行,不可歪斜,以推后皮肤不发红为佳,共推81次。② 落脏为肺、脾:用拇指指端定于手掌上肺脏反射区,腕部放松,紧贴体表,带动皮下肌肉组织,动作轻柔,做单向从近心端向远心端推动,共做81次;拇指指腹按于脾反射区上,着力点为拇指指腹。以一定的方向旋转揉动,共做81次。③ 点按穴位:取具有止咳降气之效的天突、膻中、列缺穴,化痰之丰隆穴,以拇指指端或螺纹面分别置于天突、膻中、列缺、丰隆穴,沿着与皮肤相垂直的方向逐渐向下按压,力量由轻到重,逐渐增加,平稳而持续,使力量渗透至机体组织的深部。1次按压操作过程约为2秒,每个穴位按压81次。

经过手疗施治3分钟左右,患者咳嗽有所缓解,痰容易咳出,20分钟后已无咳嗽。嘱患者每日进行1次手疗,1个月期间咳嗽基本无发作。

哮喘案 某男,56岁,2021年12月21日就诊。

胸闷、气喘4年余,加重1周。患者有慢性鼻炎及慢性荨麻疹病史,常在受寒、吸入刺激性气体后出现喘息、咳嗽,偶有夜间呼吸困难。现气喘时作,晨起吸入冷空气后及夜间加重,伴畏冷、鼻塞、咽痒,阵发性咳嗽,咳痰色白量多,夜间3—5点时感短气、憋闷,纳尚可,寐欠安,二便自调,舌淡红,苔白腻,脉浮弦。运用顺时运中调气基础手诊,先观后触,中指背侧由指尖到指根肿胀,掌根气管反射区突起,中医诊断为哮证,寒哮。哮喘病的发生,为宿痰内伏于肺,每因外感、饮食、情志、劳倦等诱因而引触,以致痰阻气道,肺失肃降,肺气上逆,痰气搏击而发出痰鸣气喘声。本案乃吸入冷空气,影响肺气的宣发,以致津液凝痰,而成哮喘病。依据"落脏-归经-点穴"的诊疗思路,落脏为肺,归经太阴,点按穴位。

根据顺时运中调气思想,考虑 3—5 点为肺经旺时,亦是患者短气、憋闷较重时,该时段治疗效果最佳,具体操作如下:① 归经太阴:以拇指桡侧或指面,或示指、中指指面在手太阴肺经的手肘至手腕部位上做直线推动,注意依靠腕部带动拇指做主动内收和外展活动;示指、中指着力做直推时,依靠肘部做适当的屈伸活动。直推时,动作要轻快连续,必须直线下行,不可歪斜,以推后皮肤不发红为佳,共推 81 次。② 落脏为肺:用拇指指端定于手掌上肺脏反射区,腕部放松,紧贴体表,带动皮下肌肉组织,动作轻柔,做单向从近心端向远心端推动,共做 81 次。③ 点按穴位:取具有止咳降气之效的定喘、肺俞、列缺穴,以拇指指端或螺纹面分别置于定喘穴,沿着与皮肤相垂直的方向逐渐向下按压,力量由轻到重,逐渐增加,平稳而持续,使力量渗透至机体组织的深部。1 次按压操作过程约为 2 秒,每个穴位按压 81 次,同法操作肺俞、列缺。

经过手疗施治 3 分钟左右,患者气喘、胸闷有所缓解,痰容易咳出,20 分钟后已无气喘、胸闷。嘱患者家属每日 3—5 点操作 1 次,10 余日后患者无夜间憋闷感,可入睡,考虑脾为生痰之源,9—11 点为脾经旺时,足太阴脾经的同名经为手太阴肺经,1 周为患者做 1 次手疗,选取在 9—11 点时操作,半年来哮喘基本无发作。

第五节　肾水诸疾的手诊手疗

一、肾系的概念

肾系是指肾和中医学中与肾直接相关联的脏腑、官窍等组织结构的总称,包括了肾脏及与其相关联的膀胱、骨、耳、发、足太阳经等。

肾与膀胱相络为属,互为表里,膀胱的生理、病理皆与肾密切相关。耳为肾之外窍,《素问·金匮真言论》中说:"肾开窍于耳。"正是"五官者,五脏之阅也。"肾气通于耳,肾合则耳能闻五音矣。肾精充盛,肾气调和,耳朵才能正常发挥听觉,辨清五音的功能。肾在五体主骨,《素问·六节藏象论》:"肾者,主蛰,封藏之本、精之处也,其华在发,其充在骨。"肾的病变可从骨得到反映。另

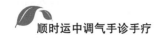
外,"齿为骨之余",故肾之盛衰可以影响到齿的荣枯变化。同时,肾其华在发,发的荣枯也体现了肾脏精气的盛衰。

二、中医肾系的病位特征

肾脏位于正常人腰部,在脊柱的两侧,紧贴着后腹壁,一般左侧、右侧各一。肾与膀胱通过经脉的络属构成表里关系。肾为水脏,膀胱为水腑,在五行同属水。两者密切相连,又有经络互相络属,构成脏腑表里相合的关系。肾司开合,为主水之脏,主津液,开窍于二阴,膀胱贮存尿液,排泄小便,而为水腑。膀胱的气化功能,取决于肾气的盛衰,肾气促进膀胱气化津液,司开合以控制尿液的排泄。肾气充足,固摄有权,则尿液能够正常地生成,并下注于膀胱贮存之而不漏泄;膀胱开合有度,则尿液能够正常的贮存和排泄。肾与膀胱密切合作,共同维持体内水液代谢。肾与膀胱在病理上的相互影响,主要表现在水液代谢和膀胱的贮尿、排尿功能失调方面。如肾阳虚衰,气化无权,影响膀胱气化,则出现小便不利、癃闭、尿频尿多、小便失禁等。肾在志为恐:恐,即恐惧、胆怯,是人们对事物惧怕时的一种精神状态,它对机体的生理活动能产生不良的刺激。"恐伤肾"(《素问·阴阳应象大论》),"恐则气下"(《素问·举痛论》)。过度的恐惧,有时可使肾气不固,气泄于下,导致二便失禁。肾中精气的盛衰决定着人体的生长发育过程,为人体生长发育的根本。肾中精气禀受于父母,是激发生命活动的原动力。人体生长壮老已的生命过程,反映了肾中精气的盛衰变化。肾之精气充足,生长发育正常,则表现为:幼年时期生机旺盛,齿更发长;青壮年时期体魄壮实,筋骨强健。如肾之精气不足,生长发育迟缓,则幼年时期可见立迟、行迟、发迟、齿迟、语迟之"五迟症";成年时期则可出现发落齿摇、未老先衰等现象。

所以,在中医学中,肾水诸疾常表现为水肿、腹大、腰痛、足冷、阴囊潮湿等症状,多因肾阳虚不能化气行水所致。

三、中医肾系常见疾病

历代中医文献记载了名称概念不同的肾病名,内涵丰富。其中包括肾著、肾痹、肾风、肾厥、肾衰、肾劳、肾消病等。虽然以上疾病均冠以"肾"名,但绝大多数病同西医学的肾病相差甚远。《中医内科学》教材按照肾的生理功能和病机变化特点,将淋证、水肿、癃闭、关格、阳痿、遗精、早泄、遗尿等归属于中医肾系疾病。中医学的肾病建立在中医学特有的脏腑概念基础上,病变涉及身体多个部位,范围广、病种多,为五脏病之首。根据临床表现可概括为：津液代谢类,如汗出、尿多、尿少、带下病等;精神情志异常类,如痴呆、痫证等;气血运化失常类,如中风、喘证等;掉眩类,如眩晕、中风等;骨关节类,如骨质疏松、腰痛等。

狭义的肾系病主要包括西医学中涉及肾脏、膀胱本身的疾病,如急慢性肾小球肾炎、肾病综合征、急慢性肾衰竭、肾结石、肾囊肿、肾积水、肾结核、急慢性泌尿系炎症等。广义的肾系病还涵盖了心脑血管、呼吸、内分泌、代谢、生殖、妇科等系统的诸多疾病,部分已超出西医学中肾系本身疾病的范畴,更涉及多个系统的疾病。

四、肾系病手疗基本思路及操作要点

手疗针对的肾系病主要是肾脏、膀胱本身以及与中医肾脏相关联的所有官窍的疾病。肾与膀胱互为表里,在脏为肾,在腑为膀胱。与其相关常见疾病有：肾脏脏器本病,比如各类肾炎、肾衰竭、尿路感染;骨关节、生长发育方面的疾病,比如腰痛、骨质疏松、五迟五软等;耳系疾病,耳鸣、耳聋等;肾主纳气,肾不纳气,则气喘、咳嗽等;生殖方面的疾病,如早泄、阳痿、月经不调等。肾脏之阴阳失调,纳运不济,则见呼吸失常和水液代谢障碍。

1. 肾脏反射区　位于双手掌、双手背的中部,手第二掌骨与第三掌骨中间和第三掌骨与第四掌骨中间。反映肾及肾上腺等的疾患。肾脏反射区常见病理特征：① 暗黄色、暗棕色凸起的斑点,预示病程较长,提示此人正患慢性肾脏病。② 肾区青筋暴起,提示肾阴虚。③ 红色,提示肾阳虚。④ 深红色,提示患有肾炎结节。⑤ 按压时可滚动,提示肾有囊肿。⑥ 沙粒状,触摸有沙粒状,凸起形态为圆形或不规则的疏散状,提示患有肾结石、膀胱结石。

膀胱反射区位于中指向下的竖直平分线上,肾区水平线的下方为膀胱区的中点。反映膀胱、尿道等泌尿系统疾患。膀胱反射区常见病理特征：① 凸起,提示膀胱有炎症。② 凹陷,提示膀胱萎缩,膀胱小。③ 沙粒状,膀胱有结石。

前列腺反射区：① 紫红色,提示前列腺炎。② 凸起或肿胀,提示前列腺肥大。

2. 诊疗基本思路　根据“先观后触、诊治一体、诊疗同途”和“落脏-归经-

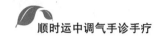
点穴"的诊疗思路,手疗具体手法可以根据病位、病色、病气以及五行生克相关性,具体操作如下:① 先观后触手部各反射区。② 寻找足少阴肾经的同名经手少阴心经,疏通手少阴心经的手肘至手腕部位,可以通过直推、拍打或点按拨揉。③ 点按揉手背及手掌上季氏肾、膀胱反射区。④ 在肾、膀胱经上各取两穴,形成倒马点按手法,点按拨揉。⑤ 根据病位查体,找出异样气感或手感区域,可以理解成"阿是"穴,并点按拨揉。手法:拇指按揉法和拇指点按法,做81次。

五、医案举例

早泄案 某男,32岁,2023年8月1日就诊。

患者有慢性前列腺炎、神经衰弱病史。失眠,且越来越严重,相继出现头晕、耳鸣、早泄、遗精、小便不利。服药治疗无效,而转中医诊治,曾服人参养荣丸、全鹿丸等不效,且症状益重。来诊时症见:失眠,自汗盗汗,头昏脑涨,耳鸣,眩晕欲吐,不敢睁眼,少腹悸动,早泄,遗精1周3次,舌苔白,根厚,脉沉细数。运用顺时运中调气基础手诊,先观后触,发现肾脏反射区肾区青筋暴起。中医诊断为早泄,心肾不交证。早泄是男性常见疾病,主要临床表现是性生活中射精过快,一般少于2分钟称为早泄。在临床中引起早泄的原因包括肾虚、肝郁、湿热或心肾不交等因素。基于对病因病机的认识,选择相应的治法,如补益肾气,固本培元。因此,在基础手疗的基础上要针对性地选择肾区、膀胱区的定位反射区进行手疗。但是也有因为心肾不交,或情志不畅导致的早泄,肝主疏泄,调理气机及情志,因此对于肝脏的定位反射区的干预也是十分重要的。依据"落脏-归经-点穴"的诊疗思路,落脏为肾、肝,归经少阴、厥阴,点按穴位。

根据顺时运中调气思想,考虑17—19点为肾经旺时,1—3点为肝经旺时,该时段治疗效果最佳,但为适应人体正常作息规律,因此选在每日17—19点进行,具体操作如下:① 归经少阴:以拇指桡侧或指面,或示指、中指指面在足少阴肾经的同名经手少阴心经的手肘至手腕部位上做直线推动,注意依靠腕部带动拇指做主动内收和外展活动;示指、中指着力做直推时,依靠肘部做适当的屈伸活动。直推时,动作要轻快连续,必须直线下行,不可歪斜,以推后皮肤不发红为佳,共推81次。操作结束后,在足厥阴肝经的同名经手厥阴心包经进行上述操作81次。② 落脏为肾脏、肝脏:用拇指指端定于手掌上肾脏反射区,腕部放松,紧贴体表,带动皮下肌肉组织,动作轻柔,做顺时针方向旋转运动,旋转一周为 1 次,共做 81 次,操作结束后,在肝脏反射区进行上述操作 81 次。③ 点按穴位:取肾俞、次髎、下髎、气海、关元、秩边穴,以双手拇指指端或螺纹面分别置于穴位上,沿着与皮肤相垂直的方向逐渐向下按压,力量由轻到重,逐渐增加,平稳而持续,使力量渗透至机体组织的深部。1 次按压操作过程约为 2 秒,每个穴位按压 81 次。并嘱患者清淡饮食,忌辛辣刺激。

上法手疗连续 7 日,睡眠好转,遗精情况改善至仅 2 次。经 2 周手疗治疗,遗精已无,早泄减,余耳鸣症状,合用六味地黄丸月余,症渐平。

勃起功能障碍案　某男,42 岁,2023 年 9 月 2 日就诊。

患者因"阴茎萎软 2 个月"就诊。来诊时症见:偶有晨勃,勉强可行房事,伴腰膝酸软,偶有头晕耳鸣,精神状态尚可,二便正常,舌红,苔薄白,脉弱。国际勃起功能指数(IIEF)15 分。运用顺时运中调气基础手诊,先观后触,发现肾脏反射区呈红色。中医诊断为阳痿,肾气虚证。针对阳痿的三大主要病因"肾虚夹瘀、冲任督带失调、情志不畅"而提出的"补肾化瘀、调理冲任督带、安神定志"的治疗思路,从穴位的分布特点分析,该组特定穴集中在前腹、腰骶、头部,运用现代研究中反射性勃起中枢位置相符合,头顶部腧穴取其调神作用,通过手疗调整勃起中枢、性神经。从经脉循行分析,腧穴主要取于任、督脉;肾、膀胱、胆经均与阴器相联系,所谓经脉所过,主治所及。在此理论指导下,以期为勃起功能障碍的手疗治疗提供思路。依据"落脏-归经-点穴"的诊疗思路,落脏为肾、胆,归经少阴、少阳,点按穴位。

根据顺时运中调气思想,考虑 17—19 点为肾经旺时,23—1 点为胆经旺时,该时段治疗效果最佳,但为适应人体正常作息规律,因此选在每日 17—19 点进行,具体操作如下:① 归经少阴、少阳经:以拇指桡侧或指面,或示指、中指指面在足少阴肾经的同名经手少阴心经的手肘到手腕部位上做直线推动,注意依靠腕部带动拇指做主动内收和外展活动;示指、中指着力做直推时,依靠肘部做适当的屈伸活动。直推时,动作要轻快连续,必须直线下行,不可歪斜,以推后皮肤不发红为佳,共推 81 次。操作结束后,在足少阳胆经的同名经手少阳三焦经进行上述操作 81 次。② 落脏为肾、膀胱、胆:用拇指指端定于手掌上肾脏反射区,腕部放松,紧贴体表,带动皮下肌肉组织,动作轻柔,做顺时针方向旋转运动,旋转一周为 1 次,共做 81 次,操作结束后,在膀胱、胆反射区进行上述操作 81 次。③ 点按穴位:取百会、神庭、带脉、气海、关元穴,以双

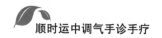

手拇指指端或螺纹面分别置于穴位上,沿着与皮肤相垂直的方向逐渐向下按压,力量由轻到重,逐渐增加,平稳而持续,使力量渗透至机体组织的深部。1次按压操作过程约为 2 秒,每个穴位按压 81 次。并嘱其清淡饮食,忌辛辣刺激,保持心情舒畅,每日进行有氧运动至少 30 分钟。

手疗治疗 7 日后,患者诉晨勃状态改善,房事满意度仍欠佳,腰膝酸软症状较前减轻,偶有头晕耳鸣,效可,故继续手诊治疗。二诊患者自觉晨勃改善较明显,勃起硬度可,房事较为满意,腰膝酸软症状消失,IIEF 21 分。根据 IIEF 评分分度,勃起障碍从轻度转向正常,患者勃起症状可,故停止手诊治疗,并随访 1 个月,房事满意。

凹陷性水肿案 某女,63 岁,2023 年 7 月 5 日就诊。

患者反复双下肢浮肿,曾服用双氢克尿噻水肿消退,停用后反复,1 周前水肿再发,服用真武汤合苓桂术甘汤 14 剂后水肿消退,停药后水肿反复。来诊时症见:双下肢凹陷性水肿,午后及活动后为甚,乏力,耳鸣,不寐,腹胀,舌质暗红,苔薄黄,脉弦。运用顺时运中调气基础手诊,先观后触,发现肾区呈红色,脾区凹陷。中医诊断为水肿,脾肾气虚证。水肿主要是由于肺、脾、肾三脏出现失衡导致的。肺、脾、肾三脏之间相互联系,相互影响。如肾虚水泛,逆袭上肺,则导致肺气不降,失其通调水道之职。使肾气更虚而加重水肿。如脾虚不能制水,水湿壅盛,必损脾阳,久则导致肾阳受损;反之,肾阳衰不能温养脾土,脾肾俱虚,亦可使病情加重。正如《景岳全书·肿胀》篇指出"凡水肿等证,乃肺、脾、肾三脏相干之病。盖水为至阴,放其本在肾;水化于气,故其标在肺;水唯畏土,故其制在脾。今肺虚则气不化精而化水,脾虚则土不制水而反克,肾虚则水无所主而妄行。"其中以肾为本,以肺为标,以脾为制水之脏。此外,瘀血阻滞脉络往往可使水肿顽固不愈。因为肝主疏泄,因此出现水肿后对肝区定位反射区的手疗也同样十分重要。依据"落脏-归经-点穴"的诊疗思路,落脏为肺、脾、肾、膀胱、肝,归经少阴、太阳,点按穴位。

根据顺时运中调气思想,考虑 17—19 点为肾经旺时,15—17 点为膀胱经旺时,该时段治疗效果最佳,因此第一周选在 17—19 点治疗,第二周选在 15—17 点治疗,如此交替,具体操作如下:① 归经足少阴经:以拇指桡侧或指面,或示指、中指指面在足少阴肾经的同名经手少阴心经的手肘至手腕部位上做直线推动,注意依靠腕部带动拇指做主动内收和外展活动;示指、中指着力做直推时,依靠肘部做适当的屈伸活动。直推时,动作要轻快连续,必须直线下行,不可歪斜,以推后皮肤不发红为佳,共推 81 次。操作结束后,在足太阳膀胱经的同名经手太阳小肠经进行上述操作 81 次。② 落脏为肺、脾、肾、膀胱、肝脏:用拇指指端定于手掌上肾脏反射区,腕部放松,紧贴体表,带动皮下肌肉组织,动作轻柔,做顺时针方向旋转运动,旋转一周为 1 次,共做 81 次,操作结束后,在肺、脾、肝脏、膀胱反射区进行上述操作 81 次。③ 点按穴位:取足三里、阴陵泉、阳陵泉、三阴交、太溪点穴,以双手拇指指端或螺纹面分别置于穴位上,沿着与皮肤相垂直的方向逐渐向下按压,力量由轻到重,逐渐增加,平稳而持续,使力量渗透至机体组织的深部。1 次按压操作过程约为 2 秒,每个穴位按压 81 次。

手疗半个月后,患者水肿消退,嘱患者家属继续在家进行手疗,10 个月内水肿无再发。

遗尿症案 某女,3 岁,2023 年 5 月 8 日就诊。

患者尿床 1 个月余。来诊时症见:尿床 1 周 2 次,夜间 1 点至 5 点尤甚,纳可,大、小便可,舌苔白,脉细数。运用顺时运中调气基础手诊,先观后触,发现肾区呈红色,脾区凹陷。中医诊断为遗尿,脾肾气虚证。小儿为稚阴稚阳之体,稚阳未充,稚阴未长。无论是在物质基础还是生理功能方面,小儿都是幼稚的、未充实的,是处在不断的生长发育过程中的,这是小儿生理特点之一。虽然小儿脏腑娇嫩,形气未充,但无论从体格、智力还是脏腑功能方面,犹如旭日东升,草木方萌,蒸蒸日上,欣欣向荣。3 岁以下的小儿为纯阳之体,是因为小儿生机旺盛,生长发育迅速,迫切地需要水谷精微的营养物质,而且小儿的年龄越小生长速度越快,营养物质的需求也就越多,这是小儿的另一生理特点。可见,小儿尿床主要是由于肾气不足,气不固摄导致。思路上要补益肾气,强健脾气。因此在手疗过程中除了强调对肾区及膀胱区的补益性干预外,还针对脾区进行强化补益干预,以及尤其重视选择关元、气海、肾俞等这类具有补益作用的穴位进行手疗,以达到效果更好的目的。依据"落脏-归经-点穴"的诊疗思路,落脏为肾、脾、膀胱,归经少阴、太阴、太阳,点按穴位。

根据顺时运中调气思想,考虑 17—19 点为肾经旺时,9—11 点为脾经旺时,15—17 点为膀胱经旺时,该时段治疗效果最佳,因此第 1 周选在 17—19 点治疗,第 2 周选在 9—11 点治疗,具体操作如下:① 归经少阴、太阴、太阳经:以拇指桡侧或指面,或示指、中指指面在足少阴肾经的同名经手少阴心经的手肘至手腕部位上做直线推动,注意依靠腕部带动拇指做主动内收和外展活动;

示指、中指着力做直推时,依靠肘部做适当的屈伸活动。直推时,动作要轻快连续,必须直线下行,不可歪斜,以推后皮肤不发红为佳,共推 81 次。操作结束后,在足太阴、太阳经的同名经手太阴肺经、手太阳小肠经进行上述操作 81 次。② 落脏为肾、脾、膀胱:用拇指指端定于手掌上肾脏反射区,腕部放松,紧贴体表,带动皮下肌肉组织,动作轻柔,做顺时针方向旋转运动,旋转一周为 1 次,共做 81 次,操作结束后,在脾、膀胱反射区进行上述操作 81 次。③ 点按穴位:取肾俞、次髎、下髎、气海、关元、秩边点穴,以双手拇指指端或螺纹面分别置于穴位上,沿着与皮肤相垂直的方向逐渐向下按压,力量由轻到重,逐渐增加,平稳而持续,使力量渗透至机体组织的深部。1 次按压操作过程约为 2 秒,每个穴位按压 81 次。

上法手疗连续 2 个周,患儿尿床症状未见,合用龙牡壮骨颗粒服月余,症渐平。

月经紊乱案 某女,37 岁,2023 年 7 月 8 日就诊。

患者月经不调半年余。因工作疲劳导致月经不调,时而提前,时而延后,经量正常,有血块,伴胸口胀痛,腰疼,失眠,纳可,大、小便正常,舌质暗,有瘀点,脉弦。运用顺时运中调气基础手诊,先观后触,发现肾区呈红色,肝区较硬,按之触痛。中医诊断为月经先后不定期,肾虚肝郁证。月经不调是指月经的周期、行经期、经量异常为主的疾病。病因病机包括:① 先天禀赋不足:具体来看肾为先天之本,先天禀赋不足多因孕育过程或遗传因素导致,以至女性从小身体虚弱,月经量少,时间晚。② 脾胃功能失司:脾胃是气血化生之源,若饮食不节,或疲劳过度会损伤脾气,脾统摄无权,则月经周期混乱。③ 情志不畅:月经与肝脏疏泄关系密切,因工作压力等情志因素可以导致肝气郁结,进而导致月经周期不规律,经量不规律。④ 多产房劳:女性多次生产可以导致子宫内膜变薄,性生活不规律或过于频繁可以导致月经时间过长。⑤ 寒凝气滞:女性宫寒或偏爱寒食,容易因为寒性收引而导致月经延迟等。该患者是因为工作劳累及情绪波动较大。依据"落脏-归经-点穴"的诊疗思路,落脏为肾、肝,归经少阴、厥阴,点按穴位。

根据顺时运中调气思想,考虑 17—19 点为肾经旺时,1—3 点为肝经旺时,该时段治疗效果最佳,但为适应人体正常作息规律,因此选在每日 17—19 点进行,具体操作如下:① 归经足少阴、厥阴经:以拇指桡侧或指面,或示指、中指指面在足少阴肾经的同名经手少阴心经的手肘至手腕部位上做直线推动,注意依靠腕部带动拇指做主动内收和外展活动；示指、中指着力做直推时，依靠肘部做适当的屈伸活动。直推时，动作要轻快连续，必须直线下行，不可歪斜，以推后皮肤不发红为佳，共推 81 次。操作结束后，在足厥阴肝经的同名经手厥阴心包经进行上述操作 81 次。② 落脏为肾、肝：用拇指指端定于手掌上肾脏反射区，腕部放松，紧贴体表，带动皮下肌肉组织，动作轻柔，做顺时针方向旋转运动，旋转一周为 1 次，共做 81 次，操作结束后，在肝反射区进行上述操作 81 次。③ 点按穴位：取肾俞、肝俞、血海、三阴交、秩边点穴，以双手拇指指端或螺纹面分别置于穴位上，沿着与皮肤相垂直的方向逐渐向下按压，力量由轻到重，逐渐增加，平稳而持续，使力量渗透至机体组织的深部。1 次按压操作过程约为 2 秒，每个穴位按压 81 次。

　　上法手疗连续 1 个月，患者自诉月经血块减少且睡眠质量明显改善。二诊合用小柴胡汤加减，加手疗 2 周后，月经经期规律，经量少。2 周后三诊，发现效果佳，满意度高。

主要参考文献

［1］刘剑锋.观手知病：气色形态手诊法精要［M］.北京：中国科学技术出版
社,1991.

［2］赵睿霆.“手诊法”在中医诊断学中的理论基础及临床应用研究［D］.成都：
成都中医药大学,2012.

［3］张树生.中华医学望诊大全［M］.太原：山西科学技术出版社,2010.

［4］周鑫.中医手掌诊疗学［M］.武汉：湖北科学技术出版社,1998.

［5］张颖清.全息生物学及其在现代生物学中的地位［J］.山东医科大学学报
（社会科学版）,1989(1)：2-11.

［6］刘井红.手诊的基本原理及其诊断特色释义［J］.中医药学刊,2005(1)：
81-83.

［7］朱振华.手针新疗法［M］.北京：人民军医出版社,1990.

［8］盛燮荪.手穴疗法治百病［M］.北京：人民卫生出版社,1999.

［9］程爵棠,程功文.手部疗法治百病［M］.北京：人民军医出版社,2005.

［10］王富春,高颖.中国手针疗法［M］.北京：科学技术文献出版社,2005.

［11］封进启.手部按摩治疗图解［M］.天津：天津科技翻译出版公司,2004.

［12］李德新.中医基础理论［M］.北京：人民卫生出版社,2011.

［13］朱文锋.中医诊断学［M］.北京：人民卫生出版社,2011.

［14］姚春鹏.黄帝内经［M］.北京：中华书局,2010.

［15］蔡洪光.观手知健康：经络全息手诊［M］.广州：广东科技出版社,2011.

［16］季秦安.季氏手诊手疗法［M］.西安：世界图书出版西安有限公司,1998.

［17］（汉）张仲景.伤寒杂病论［M］.北京：中国中医药出版社,2016.

[18]（汉）华佗.华氏中藏经[M].北京：中国医药科技出版社,2011.

[19]（晋）王叔和.脉经[M].北京：人民卫生出版社,2007.

[20]（晋）皇甫谧.针灸甲乙经[M].北京：人民卫生出版社,2006.

[21]（唐）孙思邈.千金翼方[M].北京：中国医药科技出版社,2017.

[22]（隋）巢元方.诸病源候论[M].北京：中国医药科技出版社,2011.

[23]（唐）王焘.外台秘要[M].北京：人民卫生出版社,2022.

[24]（宋）陈抟.河洛理数[M].北京：九州出版社,2010.

[25]（南宋）宋慈.洗冤集录[M].北京：群众出版社,2006.

[26]（元）朱丹溪.丹溪心法[M].北京：中国中医药出版社,2008.

[27]（明）杨继洲.针灸大成[M].北京：人民卫生出版社,2006.

[28]（清）陈复正.幼幼集成[M].北京：人民卫生出版社,2006.

[29]（明）蒋示吉.望色启微[M].北京：学苑出版社,2010.

[30]（清）汪宏.望诊遵经[M].北京：中国中医药出版社,2009.

[31]（清）周学海.形色外诊简摩[M].北京：中国医药科技出版社,2020.

[32]（清）林之翰.四诊抉微[M].北京：中国医药科技出版社,2011.

[33]（唐）李林甫.唐六典[M].北京：中华书局,2014.

[34]（清）张振鋆.厘正按摩要术[M].天津：天津科学技术出版社,1999.

[35]（明）张景岳.类经[M].太原：山西科学技术出版社,2013.

[36]（明）张景岳.景岳全书[M].太原：山西科学技术出版社,2006.

[37]（春秋）左丘明.左传[M].长春：吉林大学出版社,2011.

[38]周仲瑛.中医内科学[M].北京：人民卫生出版社,2008.

[39]刘剑锋.中国手诊手疗行业技术规范标准化培训认证教材[M].北京：中医古籍出版社,2007.

[40]程爵棠.手部疗法治百病[M].郑州：河南科学技术出版社,2018.

[41]鲍景龙.手诊与手疗[M].北京：华夏出版社,2007.

[42]孙建华.常见病症自然疗法应用指南[M].上海：上海科学技术文献出版社,2001.